Te 163

423(2)

15613

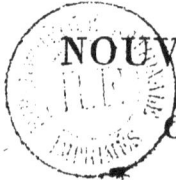

NOUVEL EXAMEN

CHIMIQUE

DES EAUX MINÉRALES

DE

CAMBO.

NOUVEL EXAMEN

CHIMIQUE

DES EAUX MINÉRALES

DE

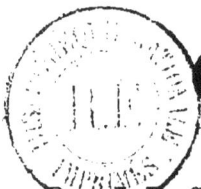 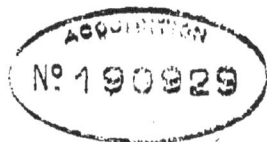

CAMBO

(Basses-Pyrénées),

Par J. P. SALAIGNAC, de Bayonne,

PHARMACIEN, MEMBRE CORRESPONDANT DE L'ACA-
DÉMIE ROYALE DE MÉDECINE ET DE LA SOCIÉTÉ
DE PHARMACIE DE PARIS.

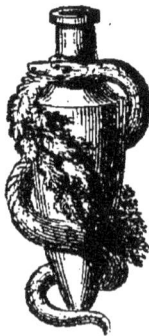

BAYONNE,

De l'Imprimerie de DUHART-FAUVET.

~~~~~~~~~~~~~~~

Se vend
Chez les Libraires de cette ville.
1827.

AVANT-PROPOS.

Les fouilles qui ont été faites sur les sources des eaux minérales de Cambo, à l'occasion d'un établissement de bains qu'on y a formé dernièrement, ont rendu indispensable un nouvel examen chimique de ces eaux, pour s'assurer si elles n'avaient pas éprouvé quelque changement. Ce travail m'a paru d'ailleurs d'autant plus nécessaire, que les eaux de Cambo n'avaient pas été examinées depuis que les découvertes récentes de la chimie ont jeté de nouvelles lumières sur ce genre d'analyse. Mais, quels que soient les progrès de cette partie de la science, on ne peut se dissimuler qu'elle laisse encore bien des incertitudes : il est cependant positif qu'on peut aujourd'hui déterminer la composition des eaux minérales avec plus d'exactitude qu'autrefois, et offrir aux médecins un guide plus assuré dans les prescriptions qu'ils doivent en faire. Cet avantage est généralement senti à l'époque actuelle, où la médecine trouve de si grandes ressources dans l'emploi de ces eaux, et lorsqu'il est bien démontré qu'elles ne peuvent être remplacées, dans toutes les circonstances, par les eaux factices. La différence des effets que produisent les eaux naturelles, fait soupçonner, avec raison, que celles-ci doivent leurs propriétés particulières à quelque combinaison encore inconnue des substances qu'elles contiennent, ou bien peut-être à quelque principe gazeux qui nous échappe. Espérons néanmoins que si les sciences naturelles marchent toujours avec le même succès, l'analyse des eaux minérales atteindra bientôt le niveau des autres branches de la chimie, auxquelles nos arts manufacturiers doivent déjà tant de perfectionnemens.

En présentant un nouvel examen des eaux minérales de Cambo, il était nécessaire de donner une esquisse de la topographie du lieu. Cet aperçu est suivi de l'histoire de ces eaux, ainsi que de quelques con-

sidérations géologiques qui peuvent nous
éclairer sur leur nature. Mais ce qui m'a
paru d'un intérêt plus général, c'est l'exposé
de leurs propriétés médicinales, avec un
avis sur les précautions à prendre avant
d'en commencer l'usage, et sur le régime
qu'on doit suivre pour en obtenir de bons
résultats. M. Ducasse, médecin en chef de
l'hôpital militaire de Bayonne, a bien voulu
dans cet objet me permettre de faire im-
primer à la suite de mon travail une notice
médicale très-intéressante sur les eaux de
Cambo, qu'il vient d'adresser au conseil
de santé de l'armée. On y trouvera des
considérations qui prouvent que, dans certains cas, on doit donner la préférence à
Cambo sur d'autres lieux plus élevés des
Pyrénées. M. Camino, médecin, inspecteur
des mêmes eaux, y a joint aussi des observations importantes sur leurs effets, qu'il
a recueillies pendant plusieurs années, et
notamment depuis la formation de l'établissement qui existe aujourd'hui. Les cures
récentes qu'il rapporte, et le résultat de
l'analyse chimique, prouvent d'une manière

incontestable que les eaux minérales de Cambo méritent toujours de jouir de leur antique réputation.

L'eau sulfureuse de Cambo n'ayant pas une température assez élevée pour être administrée en bains dans son état naturel, on est obligé de la chauffer pour l'amener au degré des bains ordinaires. Il fallait donc examiner quels peuvent être sur elle les effets de la chaleur, d'autant plus qu'on sait que le principe sulfureux qui constitue ses propriétés les plus importantes, est susceptible de se dégager par l'action du calorique. Plusieurs expériences que j'ai faites sous ce rapport avec un bon thermomètre à mercure, et à l'aide des réactifs qui démontrent la présence du soufre, m'ont prouvé que cette eau, parvenue à la température ordinaire des bains, conserve encore des propriétés sulfureuses, et peut agir suffisamment sur le système tégumentaire. L'eau de Cambo offre par conséquent des avantages que ne présentent pas d'autres eaux sulfureuses plus chaudes : sa moyenne température la rend plus propre à donner du ton à l'estomac, étant prise intérieurement, et à remplir l'indication qu'on se propose quand des bains ou des douches d'eau seulement tiède paraissent devoir être employés.

Comme dans quelques cas de thérapeutique on mêle l'eau sulfureuse de Cambo avec certains liquides médicamenteux, tels que le lait, l'eau d'orge, etc., qui en modifient l'action, j'ai cherché à reconnaître s'il résulte de ces mélanges quelque décomposition : on verra au contraire qu'on peut les mettre en usage, pourvu toutefois qu'on les boive dans le moment où l'on vient de les faire. Il en est de même lorsqu'on mêle l'eau sulfureuse avec l'eau ferrugineuse qu'on trouve sur le même lieu ; il ne s'opère pas non plus de décomposition sur le champ.

J'ai tâché, enfin, de ne rien omettre d'essentiel dans ce petit ouvrage ; et je pense qu'il pourra être utile aux personnes qui se rendront aux eaux minérales de Cambo.

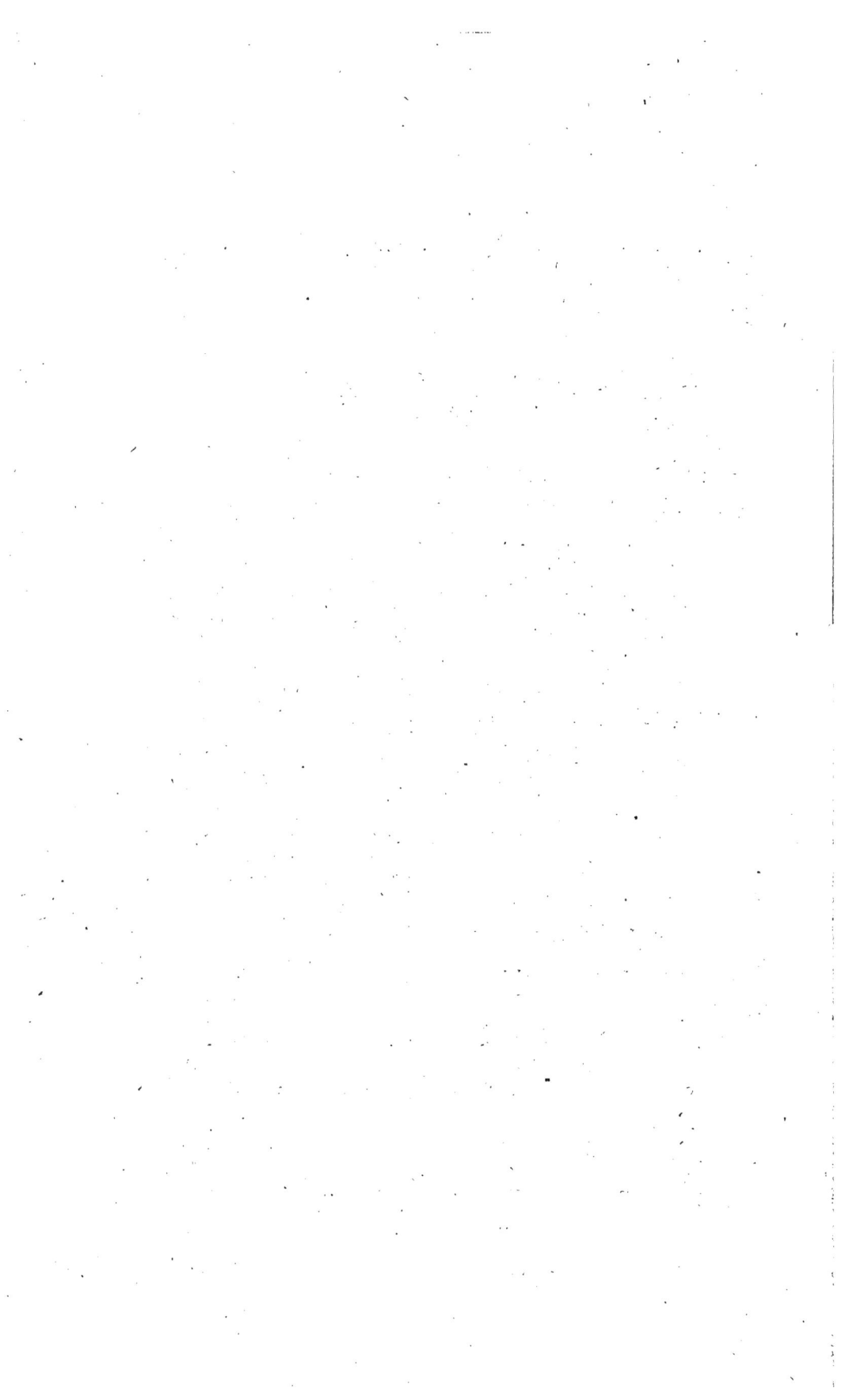

EXAMEN CHIMIQUE

DES EAUX MINÉRALES

DE CAMBO.

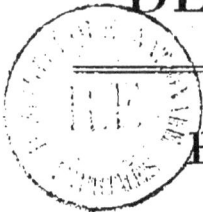

ESQUISSE

DE LA TOPOGRAPHIE DE CAMBO.

Cambo est situé au pied des Pyrénées, sur les bords de la Nive, au sud et à trois lieues de Bayonne. On y arrive par une route qui remonte cette rivière, et qui est praticable pour les voitures. L'inégalité du terrain que l'on parcourt dans le trajet, annonce les échelons des hautes montagnes qui séparent la France de l'Espagne. On s'élève à mesure qu'on approche de Cambo : en effet ce lieu se trouve à vingt-cinq toises environ au dessus du niveau de la mer. Le bourg est situé sur un vaste plateau, qui est une des parties

les plus élevées de l'endroit, et qui s'étend
dans la direction de l'est à l'ouest. On y jouit
de l'aspect d'un paysage vraiment enchan-
teur. La vue se porte tantôt sur des prairies
riantes, arrosées par les eaux de la Nive, tantôt sur des champs fertiles, entrecoupés de
bosquets charmans. Un peu plus loin c'est la
chaîne majestueuse des Pyrénées qui termine
le tableau (*).

(*) On a donné différentes origines à ce mot *Pyrénées*.
M.ʳ Palassou rapporte les suivantes dans son Essai sur la
minéralogie de ces lieux.

Pɪ signifie *montagne*, ʀᴀɴ, ʀᴇɴ, *séparation*, *montagne qui sépare* (langue celtique).

Plusieurs écrivains dérivent le mot *pyrène* du mot grec
qui veut dire feu ; ils prétendent que cette dénomination
vient d'un grand incendie causé par les bergers, qui mi-
rent le feu aux forêts de ces montagnes.

Silius Italicus dit qu'Hercule, passant par ces monts,
leur donna le nom de *Pyrène*, en l'honneur de la fille
du roi Brébices, qu'il avait aimée.

Le mot *Cambo*, autrefois *Campo*, vient, selon un ancien curé d'Itsatsou, de *campoat*, qui signifie en basque
aller dehors. M.ʳ le curé prétendait que ce lieu avait été
dénommé ainsi, depuis qu'une grande quantité d'eau qui
était retenue à Itsatsou, s'était évacuée, en traversant
Cambo, pour se jeter dans la Nive. La disposition du
terrain d'Itsatsou annonce effectivement que les eaux ont
dû y séjourner. Au reste, cette opinion, quant au séjour
des eaux, est fortifiée par le mot basque *Itsasso*, qui
veut dire mer.

On navigue sur la Nive dans des batelets ou chalands; mais, comme elle n'a que très peu de profondeur dans certains endroits, on a eu recours à des encaissemens dans lesquels ces petits bateaux glissent avec rapidité ; c'est ce qu'on appelle des *nasses* dans le pays. Cette manière de voyager, assez singulière et très agréable, n'est le plus souvent employée que pour revenir de Cambo; car il faut beaucoup de temps pour remonter la rivière, surtout lorsqu'on n'a pas la marée jusqu'à la hauteur d'Ustaritz.

L'air de Cambo, pur et salutaire, n'a pas l'inconvénient d'être trop vif, comme dans d'autres lieux plus élevés des Pyrénées. On le respire facilement. Cette circonstance est importante, surtout pour des sujets qui tendent à des affections de poitrine, et chez lesquels la vivacité d'un air trop oxigéné peut déterminer l'inflammation. Hyppocrate a signalé le premier les avantages de l'air dans plusieurs maladies; mais on n'a pas encore examiné avec assez d'attention les diverses constitutions atmosphériques des lieux où sourdent les eaux minérales. C'est principalement aux Pyrénées, où ces eaux sont très abondantes, que ces remarques seraient utiles. Il est probable que la collision de l'air contre les montagnes doit établir une atmosphère toute particulière à la localité, et dont les influences sur les individus doivent être plus ou moins fortes, selon la hauteur barométrique.

On trouve à Cambo des logemens très propres et très commodes, ainsi que tout ce qui est nécessaire aux besoins de la vie. La Nive est poissonneuse, et le pays fournit entre autres denrées, du mouton d'une qualité excellente. Les plaisirs même, qui concourent si puissamment au retour de la santé, n'y sont pas inconnus.

Les habitans de Cambo se ressentent de l'heureuse influence du lieu qu'ils habitent; ils sont pour la plupart bien constitués, vifs, gais, et généralement peu attaqués de maladies : les mœurs douces et honnêtes qui les caractérisent, les portent à prodiguer les plus grands soins aux étrangers que le besoin des eaux amène chez eux. On sait d'ailleurs que les Basques sont en général polis, religieux et prévenans.

La majeure partie du territoire de Cambo est cultivée et en bon rapport; on y récolte du froment, du maïs en abondance, ainsi que du vin d'une assez bonne qualité. Il y avait autrefois des bois de haute futaie, que remplacent aujourd'hui de belles et nombreuses plantations.

Les sources d'eaux potables sont abondantes à Cambo ; mais les meilleures se trouvent
assez éloignées du bourg.

Cambo est environné de plusieurs autres
bourgs et villages, qui sont le but de promenades charmantes ; mais rien n'est aussi déli-
cieux que le petit hameau d'Itsatsou, dans lequel on passe quelquefois pour aboutir au *Pas
de Roland.* Nulle part la verdure n'est plus
fraiche, l'air plus doux, ni les sites plus agréa-
bles. On est conduit sous l'ombrage des ceri-
siers et des chênes antiques. La nature y est
puissante partout, partout elle parle au cœur
et à l'esprit. Douces solitudes, lieux enchanteurs, on vous reverrait mille fois avec plaisir !

Le *Pas de Roland* est au milieu des montagnes, dans une gorge où passe la Nive. C'est
une roche creusée en arc, qui est traversée
par un petit chemin qui suit le long de la rivière. On dit que cette roche a été nommée
ainsi depuis que Roland y a passé avec une
armée. Si l'on peut s'en rapporter à cette tradition, le neveu de Charlemagne dut mettre
bien du temps pour effectuer un tel passage.
La nature ne présente dans cet endroit que
des ruines, tout y est désordre : ce ne sont
que d'immenses rochers suspendus dans les
airs, des décombres amoncelés au milieu des

eaux, dont le bruit se confond avec le croassement des oiseaux de proie. Rien n'est plus mélancolique que ce lieu ; mais ayez le courage d'aller jusqu'au bout, vous retrouverez la nature vivante et animée.

En revenant du *Pas de Roland*, et se dirigeant des dernières maisons d'Itsatsou vers Espelette, on peut aller voir l'emplacement désigné sous le nom de *Camp de César ;* la position du terrain dans cet endroit annonce effectivement la place d'un camp retranché. Ce qu'il y a de certain, c'est qu'un berger y découvrit, il y a quelques années, en fouillant la terre, trois pièces d'or de monnaie romaine, enfouies sous des briques. Deux de ces pièces ont été achetées par un orfèvre de Bayonne ; elles étaient de la valeur intrinsèque de vingt-quatre francs chacune. On y voyait un génie de la victoire, l'effigie et la légende de l'usurpateur de la liberté de Rome (*).

(*) Ce camp était sans doute celui de César-Auguste.

HISTOIRE

DES EAUX DE CAMBO.

Les sources minérales de Cambo sont situées
sur la rive gauche de la Nive, dans un joli
vallon, au sud-est et à une petite distance du
bourg : il y en a deux, l'une sulfureuse, et l'autre ferrugineuse. L'époque de leur découverte
se perd dans la nuit des temps. Toutes les recherches qui ont été faites pour la connaître,
ne nous ont rien appris ; on sait seulement
qu'en 1635 ces eaux étaient en grande réputation, et très fréquentées par les Français et
les Espagnols. C'est ce que nous dit Davity
dans son ouvrage immense de la description
du monde. A cette époque il existait un petit
bâtiment sur la source sulfureuse ; on le dé-
molit en 1698, dans l'intention d'en construire
un autre propre à un établissement de bains ;
mais ce projet ne fut pas exécuté. La source
resta découverte pendant environ soixante-
quatre ans. En 1760, la commune afferma les
deux sources pour quatre cents francs par an,
et progressivement ensuite jusqu'à mille deux

cents francs. Ce produit servit à élever un hangar et un petit bâtiment sur la source sulfureuse, qui était renfermée alors dans un bassin en trapèze de moyenne grandeur. A une époque bien plus rapprochée de nous, en 1819, une ordonnance royale détermina un établissement thermal à Cambo. Le gouvernement, qui avait la possession de ces sources depuis que les communes ont été dépouillées de leurs droits, les mit à l'adjudication. La concession en fut faite, en 1820, à M.ʳ Fagalde de Cambo, pour l'espace de quarante années. Quelque temps après il obtint une prolongation de vingt années de jouissance. C'est de 1821 que date l'établissement qui existe aujourd'hui ; on en est redevable, en grande partie, aux démarches de M.ʳ Poublan-Serres, de Pau, alors sous-préfet de l'arrondissement de Bayonne, et de M.ʳ Labrouche, maire de Saint-Jean-de-Luz.

Le bâtiment qu'on a construit sur la source sulfureuse est élégant et d'un goût moderne ; il contient plusieurs cabinets de bains et de douches, ainsi qu'une fontaine d'où jaillit l'eau minérale. C'est une demi-rotonde soutenue par deux corps de logis quadrangulaires, que lie une série d'arcs. On a mis entre deux assises des fondemens, dans la partie du frontispice, vers le midi, quelques pièces de monnaie du temps, et une plaque de cuivre sur laquelle est gravée une inscription latine faite par M.ʳ Poublan-Serres (*).

Des fouilles pratiquées sur le terrain ont mis la source à découvert, et l'on a obtenu par ce moyen une quantité d'eau plus que suffisante aux besoins de l'établissement. La source sort d'une roche entièrement calcaire. Elle donne soixante-dix-neuf centimètres cubes, ou vingt-trois pieds cubes d'eau, par minute (**). Le bassin qui la renferme est construit en forte maçonnerie, et de forme circulaire. Son diamè-

(*) *Voici cette inscription.*

HOC

FAUSTUM INFIRMIS PRÆSIDIUM,

REGNANTE LUDOVICO XVIII EXOPTATO,

ANNO NATIVITATIS HENRICI

DEO DATI,

DUCIS BURDIGALENSIS,

SOLATII PATRIÆ ET SPEI,

ERECTUM FUIT.

FAVEAT EUROPÆ PUERO DEUS,

PROLIQUE FAVEAT,

QUAMDIU RUPE EXSILIENT AQUÆ,

QUAMDIU SUPERSTABIT RUPES!

(**) Cette quantité est un peu variable.

tre est de trois mètres, et sa profondeur de
six mètres dix-huit centimètres. Il contient qua-
rante-trois mètres soixante-neuf centimètres
cubes d'eau, et se remplit en cinquante-sept
minutes. On voit combien l'eau est abondante.
Une pompe l'élève dans une chaudière où elle
est chauffée au point convenable, et d'où elle
est conduite ensuite par des tuyaux dans les
baignoires, ou dirigée en douches. Le bassin
et la chaudière sont couverts; de sorte que
l'eau ne se trouve presque pas en contact avec
l'air, et ne peut par conséquent éprouver aucune altération par ce fluide (*). Ce bâtiment
étant assez près de la Nive, on a cherché à le
préserver des débordemens de cette rivière,
au moyen d'une digue en pierre, disposée en
talus; mais cet ouvrage, d'une grande utilité,
devrait avoir plus d'étendue, et surtout d'élévation, dans la partie du midi, où se porte la
crue des eaux. Il serait même nécessaire de
le garantir par une jetée avancée, qu'on pourrait faire en encaissant les galets que la Nive
charrie abondamment.

(*) La chaudière est de cuivre étamé avec de l'étain
fin de l'Inde. Les tuyaux qui conduisent l'eau dans les
baignoires sont également de cuivre, mais enduits intérieurement d'une couche de sels calcaires, que l'eau y
dépose, et qui l'empêche d'agir sur ce métal.

La source ferrugineuse est située à une petite distance de celle dont je viens de parler; on y arrive en suivant une allée d'arbres le long de la Nive. Il paraît qu'on s'en était peu occupé jusqu'à ce jour; mais on vient d'y faire des travaux qui ont eu pour résultat de l'éloigner du bord de la rivière, et de l'élever davantage. Cette source est aujourd'hui sous un pavillon soutenu par quatre colonnes en pierre. L'eau sort d'un massif de maçonnerie, par un filet d'environ dix millimètres d'épaisseur : son volume est de cinq mille deux cent cinquante centimètres cubes par minute (*). L'examen des lieux fait penser que cette eau provient d'une roche granitique voisine. Il est à croire que si l'on eût porté jusqu'à cette roche la tranchée qu'on a ouverte dans le temps des ouvrages, on aurait trouvé la source plus abondante, quoiqu'elle le soit assez.

Raulin et Théophile Bordeu paraissent être les premiers qui se sont occupés des eaux minérales de Cambo sous le rapport médical. Après eux M.ʳ Laborde, de Bayonne, homme de beaucoup de mérite, qui était médecin militaire, et inspecteur de ces eaux, en publia un précis d'analyse, en 1766, suivi d'observations

_____

(*) Cette quantité est un peu variable.

sur leurs propriétés, et de conseils salutaires relativement à leur usage. Depuis les nouvelles doctrines médicales et la naissance de la chimie pneumatique, diverses personnes ont aussi examiné les eaux minérales de Cambo. J'en ai fait moi-même une analyse chimique, qui a été insérée en 1810 dans le Bulletin de Pharmacie, tome second, page 433.

Les eaux minérales de Cambo ont été visitées par quelques personnes d'un haut rang. Marianne de Neubourg, reine douairière d'Espagne, qui résidait à Bayonne, alla les prendre en 1728. Cette princesse, satisfaite des bons effets qu'elle en avait obtenus, y retourna l'année suivante. Elle logea dans la maison nommée *Couroutchague*, et donna chaque fois au propriétaire une gratification de douze cents francs, nonobstant plusieurs présens qu'elle lui fit. Sa munificence s'étendit surtout en dons aux églises de Cambo, Itsatsou, Espelette, Larressore et Ustaritz. M.rs les curés de ces paroisses ne furent pas oubliés, comme on le pense bien. Ils reçurent chacun de Sa Majesté une riche tabatière, du chocolat et du tabac d'Espagne. La Reine s'était liée d'une étroite amitié avec une dame Daguerre de Harader, de la commune d'Itsatsou, qui se fesait remarquer par des qualités de cœur et d'esprit. On dit mê-

me qu'elle s'en sépara difficilement, et qu'elle
ne l'oublia point dans la suite (*).

Napoléon visita aussi Cambo en 1808. Il y
fit relever le pont sur la Nive, qui était deve-
nu impraticable. Frappé de la beauté du site,
de la bonté de l'air; saisissant les avantages
de la proximité de Bayonne, et d'une douce
température, qui permet l'usage de ces eaux
dans une saison où les sources des Hautes-
Pyrénées ne sont plus accessibles.; il projeta
un établissement thermal militaire, qui devait
servir de succursale de celui de Barèges. Cent
cinquante mille francs furent affectés pour l'e-
xécution de ce projet, qui paraît maintenant
perdu de vue, et que les circonstances de la
guerre empêchèrent seules d'effectuer alors.

(*) Ces faits sont tirés des registres de l'état civil de
Cambo.

CONSIDÉRATIONS
GÉOLOGIQUES.

~~~~~~~~~~

Les terres et les pierres forment, comme on le sait, la plus grande partie de notre globe ; leur disposition paraît être l'effet des eaux qui ont inondé le continent, et qui dans leur marche ont entraîné et placé les masses dans l'ordre, ou plutôt dans la confusion où elles se trouvent aujourd'hui. On distingue deux sortes de formations principales, l'une primitive, et l'autre secondaire. La première, qui constitue l'ancien état du globe, ne renferme aucun débris d'animaux, tels qu'ossemens, coquillages, poissons, insectes, &c. ; ni végétaux, tels que bois, feuilles, semences, &c. : la seconde, au contraire, présente beaucoup de traces de ces corps organiques.

Le nombre des diverses sortes de terres et de pierres étant très multiplié, on a cherché les moyens de les reconnaître et de les classer. C'est leur histoire naturelle qui constitue la géologie.

Les caractères extérieurs des terres et des pierres ont servi à les distinguer : ils sont fondés sur la forme régulière ou irrégulière, la transparence ou l'opacité, les couleurs, le poli, l'arrangement respectif des molécules intégrantes qui constituent les cassures, vitreuses, écailleuses, lamelleuses, &c. On a eu recours aussi, pour les classer, à leurs propriétés chimiques, spécialement à la manière dont elles se comportent au feu, et à leur altération par les acides.

La partie des Pyrénées qui nous occupe sous ce rapport, a été examinée il y a peu de temps par M.ʳ Charpentier, célèbre naturaliste, et plus récemment encore par M.ʳ le docteur Ducasse, qui a eu l'occasion d'y faire plusieurs courses. Celui-ci vient d'adresser au conseil de santé de l'armée, un exposé sommaire de la nature des principaux terrains sur lesquels repose le sol de l'arrondissement de Bayonne. Comme je ne pourrais présenter des descriptions plus précises et plus claires, je vais donner un extrait de son travail pour ce qui concerne notre objet.

« Le sol de Cambo et celui des communes « qui l'environnent repose sur le calcaire alpin « argileux, qui offre à Cambo plus particuliè-« rement un caractère bitumineux.

« Les deux principales montagnes qui sont « à la vue de Cambo, et les plus rapprochées,

« sont : vers l'est-sud-est, la montagne d'*Our-*
« *souia*, à deux lieues environ de distance du
« bourg, et à trois cent trente-neuf toises d'é-
« lévation au dessus du niveau de la mer (*);
« et le *Mondarrain*, à deux lieues et demie en-
« viron du bourg de Cambo, et à trois cent
« soixante-neuf toises d'élévation. La monta-
« gne d'*Oursouia* est granitique, et présente
« plusieurs variétés, dont les plus remarqua-
« bles, selon M.ʳ Charpentier, sont le gra-
« nite globuleux et le granite globuleux gra-
« phite. Les principales couches étrangères
« dans ce granit sont de gneiss, de schiste mi-
« cacé, de quartz, de feldspath, de calcaire,
« d'amphibole, de graphite, de fer oligiste, &c.
« Le feldspath s'y trouve fréquemment en dé-
« composition jusqu'à l'état de kaolin (terre à
« porcelaine) par couches de quinze à dix-
« huit pouces.

« C'est aussi dans cette formation granitique
« que se trouve une immense couche de cal-
« caire primitif, qui s'étend depuis Itsatsou jus-

« (*) M.ʳ Charpentier ne donne que 120 toises de hau-
« teur à cette montagne. Il est à croire qu'il ne s'est pas
« assuré, par lui-même de l'exactitude de cette évaluation,
« et qu'il ne l'a probablement appréciée qu'à la simple vue
« par le revers méridional du joli vallon où Mendionde,
« Macaye et Louhossoa sont situés.... M.ʳ le sous-inten-

« qu'à Helette, la plus belle (dit M.ʳ Charpen-
« tier) qu'il ait rencontrée dans toute la chaîne
« des Pyrénées.

« Le calcaire qui la compose est d'un gris
« jaunâtre cristallisé à gros grains. Parmi les
« substances qui l'accompagnent on remarque
« le graphite, la melliforme, du talc-lamelleux
« d'un beau vert d'émeraude, du mica argen-
« tin, de l'amphibole blanche et soyeuse, de
« la chaux fluatée violette, de l'hématite rouge
« et du fer sulfuré.

« A la carrière de pierre à chaux que l'on
« a ouverte auprès de Louhossoa, l'épaisseur
« de cette couche est d'environ 15 à 18 toises.
« Cette pierre exhale quand on la frotte, et
« surtout quand on la brise, une forte odeur
« d'acide hydrosulfurique ; réduite en poudre,
« et jetée sur les charbons ardens, elle donne
« une flamme d'un jaune rougeâtre.

« Il est probable que la source sulfureuse de
« Cambo tient ses qualités des élémens que cet
« immense banc calcaire fournit à la multitude
« des filets d'eau qui le traversent, et dont la

« dant Bruguière, à qui nous sommes redevables des me-
« sures établies ci-dessus, a fait ses observations baromé-
« triques l'année dernière ; et nous savons qu'il a mis à
« ce travail le soin qu'il est dans l'habitude d'apporter à
« tout ce qu'il entreprend. »

« réunion successive a pour résultat cette source
« elle-même (*).

« Le Mondarrain est de terrain intermédiaire
« ou de transition. On y trouve une sorte de
« brèche ou grès à fragmens, ayant appartenu
« à des roches primitives. Le ciment qui les
« lie est siliceux. On y remarque aussi le schiste
« argileux noir, dur, à feuillets très épais, et à
« cassure terreuse, qui entre dans la composi-
« tion de tous les terrains intermédiaires, alter-
« nant ou se mêlant par fois au calcaire, et sou-
« vent avec d'épaisses couches ou de forts blocs
« de quartz compacte. C'est surtout cette der-

(*) Je suis plus porté à croire que l'eau sulfureuse de
Cambo doit ses principes minéralisateurs à d'autres calcaires formés en grande partie de gypse ou sulfate de
chaux, que l'on trouve à des distances moins éloignées de
cette source ?

Diverses considérations viennent à l'appui de mon opinion :

1.º La petite montagne située tout près de l'établissement et à l'ouest, offre sur son revers occidental une
plâtrière exploitée.

2.º La source se présente dans la direction de cette
montagne ;

3.º Les anciens habitans de Cambo avaient remarqué,
à demi-hauteur de la dite montagne, des émanations sulfureuses, qui s'exhalaient de quelques fissures des rochers ;

4.º Enfin, les $\frac{3}{7}$ environ du résidu de l'eau minérale
évaporée, sont du sulfate de chaux.

« nière roche qui domine au Mondarrain, et qui
« forme la masse principale avec le schiste ar-
« gileux de la série de montagnes qui bordent
« la vallée de Baïgorry, auxquelles un terrain
« de formation plus récent (grès rouge) est par
« fois superposé. »

DE LA CAUSE DE LA CHALEUR
DES EAUX MINÉRALES.

Puisque l'eau sulfureuse de Cambo est classée parmi les eaux thermales, à raison de sa température, il est à propos de dire quelque chose sur la cause de la chaleur des eaux minérales. Plusieurs physiciens l'ont attribuée, dans certains endroits, à des feux souterrains occasionnés par la combustion des houilles, ou bien au voisinage de quelque volcan incandescent : mais pour ce qui concerne les Pyrénées, comme elles ne contiennent que des traces de charbon de terre, et qu'elles ne présentent les signes d'aucun embrasement, on a eu recours à une autre hypothèse. On a rapporté la cause de la chaleur des eaux qui sortent de ces montagnes à la décomposition des pyrites martiales ou sulfure de fer; les eaux circulant auprès de ces pyrites ont dû s'échauffer. On a aussi regardé les émanations de l'hydrogène comme une cause assez générale de l'échauffement des eaux, et l'on a placé le centre de ces opérations de la nature dans des cavités souterraines situées à de très gran-

des profondeurs. Au reste tous ces raisonne-
mens ont été combattus, et la cause de la chaleur des eaux est restée toujours un sujet de
recherches ultérieures. Cependant une nouvelle hypothèse semble être d'une application
plus générale, quoiqu'elle ne soit pas non plus
à l'abri d'objections. C'est celle de M.ʳ de la
Place; elle est fondée sur des observations récentes qui ont été faites sur la chaleur de l'intérieur des mines, et desquelles il résulte que
l'intérieur du globe est plus chaud que sa surface. On a trouvé qu'à partir de cette surface,
la chaleur de la terre augmente d'un degré centigrade par trente-deux mètres de profondeur.
M.ʳ de la Place admet donc que les eaux thermales proviennent de cavités situées dans l'intérieur du globe, à une assez grande profondeur pour que l'eau y prenne la température
élevée à laquelle elle nous arrive. Il établit
qu'un bassin supérieur se verse toujours dans
un bassin inférieur. L'eau de ce bassin supérieur étant froide, descend au fond du bassin
inférieur, et force l'eau échauffée que contient
celui-ci à sourdre du sein de la terre.

Tels sont les principaux systèmes qui ont été
établis sur la cause de la chaleur des eaux thermales. Celui de M.ʳ de la Place paraîtrait le
mieux adapté à l'eau sulfureuse de Cambo, d'au-

tant plus qu'il serait bien difficile de faire une supposition plus vraisemblable, en considérant la nature du terrain de cette partie des Pyrénées.

ANALYSE

DE L'EAU SULFUREUSE DE CAMBO.

PROPRIÉTÉS PHYSIQUES DE CETTE EAU.

Odeur.

L'eau de Cambo exhale l'odeur qui appartient à l'acide hydrosulfurique ou gaz hydrogène sulfuré. Cette odeur se fait plus sentir à quelques pas de distance qu'à la source même, surtout lorsqu'elle est concentrée par un vent de nord ; elle est beaucoup moindre sous l'influence des autres vents.

Limpidité.

Cette eau est parfaitement limpide, incolore et très propre. Le bassin qui la renferme, et les canaux par où elle s'écoule, sont légèrement enduits de soufre et de sous-carbonate de chaux.

Saveur.

Lorsqu'on goûte l'eau de Cambo, on éprouve d'abord une impression semblable à celle que produisent les œufs gâtés ou corrompus, et ensuite une saveur un peu fade, qui est suivie

de quelque chose de doux. Si l'on se comprime
les narines en la buvant, on diminue beaucoup
l'impression désagréable qu'on éprouve dans
le moment, ce qui fait croire que cet effet se
porte plus particulièrement sur le sens de l'o-
dorat que sur celui du goût.

Température.

La température de l'eau de Cambo a été
reconnue de la manière suivante. A six heures du matin, un thermomètre à mercure (*),
donnant 2 degrés 5 centigrades dans l'atmosphère, a été plongé dans le bassin de la source, pendant un quart d'heure; à l'instant où
il en a été retiré, il marquait 22 degrés 5 centigrades. A midi, la température de l'atmosphère étant à l'ombre de 17 degrés 5, l'eau
s'est trouvée, comme le matin, à 22 degrés 5.
Le soir, à cinq heures, le thermomètre étant
à 15 degrés, l'eau a toujours marqué 22 degrés 5. Un autre jour, à huit heures du matin, la température de l'atmosphère étant à
12 degrés, l'eau de la source en a marqué 23.
Plusieurs autres essais, faits dans différentes
saisons et à diverses heures du jour, ont fait
voir que la température de cette eau varie

(*) Un thermomètre à expériences, à réservoir cylin-
drique.

de 22 à 23 degrés centigrades, qui correspondent à $17\frac{3}{5}$ degrés et à $18\frac{2}{5}$ degrés de l'échelle de Réaumur.

Pesanteur spécifique.

Le poids spécifique de l'eau de Cambo est à celui de l'eau distillée, comme 1000 est à 1003, lorsque ces deux liquides sont pris à la température de 12 degrés 5 centigrades.

ACTION DE LA LUMIÈRE ET DE L'AIR SUR L'EAU SULFUREUSE DE CAMBO.

L'eau sulfureuse de Cambo n'éprouve aucune altération apparente de la part de la lumière; mais lorsqu'on l'expose à l'air, on s'aperçoit que ses propriétés sulfureuses s'affaiblissent peu à peu, et qu'elles finissent par se perdre entièrement. Quatre kilogrammes d'eau de Cambo exposés à l'air tranquille d'une chambre, dans un vase de forme circulaire, et du diamètre de trente centimètres environ, perdent tout le gaz hydrosulfurique qu'ils contiennent dans l'espace de neuf à dix heures, le thermomètre centigrade marquant de 10 à 12 degrés dans l'atmosphère. On sait que dans cette expérience une partie de l'acide hydrosulfurique que contient l'eau est décomposée par l'oxigène de l'air, et que l'autre s'évapore ; de sorte que l'eau sulfureuse finit par être réduite à l'état d'une eau simplement saline. Pendant cette décomposition l'eau de Cambo ne se trouble pas d'une manière apparente : il s'y forme seulement un très léger dépôt, qu'il est impossible de recueillir, à raison de sa petite quantité, mais qui ne consiste qu'en un peu de sous-carbonate de chaux, avec quelques atomes de soufre : en effet, deux ou trois gouttes d'acide hydrochlorique le font disparaître presqu'entièrement. Cette action de l'air sur l'eau de Cambo, prouve qu'il est indispensable d'en user au pied de la source, pour jouir de toute son énergie : l'eau de Cambo qu'on transporte, même dans des bouteilles soigneusement bouchées, se décompose toujours en partie.

ACTION DE LA CHALEUR
SUR L'EAU SULFUREUSE DE CAMBO.

Lorsqu'on chauffe promptement vingt kilogrammes d'eau sulfureuse de Cambo jusqu'au 35.ᵉ degré du thermomètre centigrade, elle conserve assez d'acide hydrosulfurique pour

agir très sensiblement sur le système tégumentaire, ce qui démontre qu'on peut l'administrer en bains et en douches (*). La présence de l'acide hydrosulfurique dans l'eau
qui a été chauffée à ce degré, est facilement
reconnue par les sens de l'odorat et du goût;
ainsi qu'en l'agitant dans un flacon avec un
globule de mercure, ce métal prend une couleur jaune d'or : mais l'eau de Cambo, chauffée à 56 degrés, commence à dégager quelques
bulles de gaz, qui augmentent avec la température; et l'acide hydrosulfurique qu'elle contient s'évapore de plus en plus. A 90 degrés,
elle ne paraît plus en conserver : on remarque alors à sa surface une pellicule, qui est
formée de sulfate et de sous-carbonate de
chaux.

~~~~~~~~~~~~~~~~~~~~~~~~~~~~~~

ACTION DES RÉACTIFS
SUR L'EAU SULFUREUSE DE CAMBO.

C'est à la source même, et après deux mois
consécutifs d'un temps sec, que j'ai exami-

(*) Plusieurs expériences, faites récemment, ont démontré que la chaleur artificielle, ou, plus exactement, la
chaleur communiquée, ne diffère point de la chaleur naturelle. Il en est de même de la lumière. Les corps en
ignition opèrent sur les végétaux et sur les autres corps
colorés, les mêmes effets que la lumière naturelle ou du
soleil.

né l'action des réactifs sur l'eau sulfureuse de Cambo. Voici les effets qu'ils produisent (*).

Effet du papier teint avec le litmus.

Le papier teint avec le litmus ou tournesol, prend dans cette eau une légère nuance rouge.

Effet du sirop de violettes.

La couleur du sirop de violettes n'est pas d'abord altérée, mais elle devient verte dans plus ou moins de temps. Si l'on renferme dans un flacon bien bouché le mélange de ce sirop avec l'eau minérale, ce changement de couleur n'a point lieu : ce qui démontre qu'il ne s'opère qu'à l'air libre, par le dégagement des gaz acides que contient l'eau de Cambo (**).

(*) Plusieurs jours que j'ai passés à Cambo à diverses époques, m'ont permis de faire les expériences les plus importantes auprès de la source même. Cette manière d'opérer est embarrassante, puisqu'il faut en quelque sorte transporter un laboratoire sur le lieu ; mais elle est indispensable pour bien analyser une eau minérale : on évite par là les erreurs qui naissent du transport de ces eaux.

(**) Il ne faut pas perdre de vue que les sels calcaires en solution dans les eaux, ont la propriété de verdir le sirop de violettes, à raison d'un excès de base qu'ils contiennent presque toujours, et qu'il est facile de reconnaître par insufflation dans l'eau de l'air expiré des poumons. En observant cet effet des sels calcaires sur le

Effets des acides sulfurique, nitrique, et hydrochlorique.

L'acide sulfurique distillé, et d'environ 1,847 de pesanteur spécifique, ne dégage aucune bulle de cette eau, et ne trouble point sa transparence. Il en est de même des acides nitrique et hydrochlorique ; ils ne donnent lieu à aucun précipité.

Effet de l'acide arsénieux.

La solution d'acide arsénieux, aidé de quelques gouttes d'acide sulfurique, ne trouble pas non plus la transparence de l'eau de Cambo. Le mélange, conservé pendant vingt-quatre heures dans un flacon bien bouché, reste clair.

Effet de l'acide carbonique.

L'insufflation de l'air expiré des poumons, qui contient comme on le sait de l'acide car—

sirop de violettes, j'ai fait voir, il y a long-temps, que lorsque ces sels se rencontrent en assez grande quantité, ils exercent aussi une action particulière sur le nitrate d'argent. Le sulfate et le chlorure d'argent qui se précipitent dans cette circonstance, sont accompagnés d'une petite quantité d'oxide d'argent brun hydraté, qu'on sépare facilement, au moyen de quelques gouttes d'acide nitrique. On ne peut se méprendre sur la cause de cet effet, puisqu'il a lieu dans des eaux qui ne contiennent aucune trace d'acide hydrosulfurique, ni assez de matière organique pour précipiter le nitrate d'argent.

bonique, trouble l'eau de Cambo d'une manière très sensible (*).

Effet de l'ammoniaque pure.

L'ammoniaque pure donne lieu à un précipité en flocons blancs, légers, qui restent long-temps suspendus dans le liquide.

Effet de l'eau de chaux.

L'eau de chaux trouble sur le champ l'eau de Cambo; elle y produit bientôt après un précipité en flocons, qui fait effervescence avec les acides.

Effet de l'eau de baryte.

L'eau de baryte trouble de suite et très fortement l'eau de Cambo. Le flacon dans lequel j'ai fait l'expérience, a été rempli et bouché aussitôt, pour éviter l'accès de l'acide carbonique de l'atmosphère. Le précipité obtenu fesait effervescence avec l'acide nitrique.

(*) Cet effet, qu'on pourrait attribuer à la présence de l'hydrosulfate de chaux, peut être aussi produit par d'autres sels calcaires qui se trouvent en assez grande quantité dans l'eau de Cambo. Ce qui le prouve, c'est qu'en prenant de l'eau de la Nive au dessus de la source sulfureuse, dans un endroit où elle ne peut avoir aucune communication avec l'eau minérale, elle se trouble également par l'insufflation de l'air expiré des poumons, parce que cette eau est très calcaire.

Effet du bi-carbonate de potasse.

La solution du bi-carbonate de potasse occasionne un précipité blanc très abondant.

Effet de l'oxalate d'ammoniaque neutre.

La solution d'oxalate d'ammoniaque neutre donne lieu à un précipité blanc considérable.

Effet de l'hydrochlorate de baryte.

La solution d'hydrochlorate de baryte cristallisé produit un précipité très abondant, qui se rassemble promptement au fond du vase.

Effets du nitrate d'argent.

La solution de nitrate d'argent cristallisé, versée goutte à goutte dans l'eau de Cambo, y produit des flocons d'une couleur jaune tirant au brun. En ajoutant une plus grande quantité de ce réactif, l'eau se trouble uniformément, et devient d'un gris foncé, qui paraît brun jaunâtre si l'on place le vase dans lequel on fait l'expérience entre l'œil et la lumière. Le précipité étant bien déposé est d'une couleur grise obscure, et parsemé de petits points bruns; il est en partie soluble dans l'acide nitrique. L'odeur de l'acide hydrosulfurique est entièrement détruite par le nitrate d'argent.

Effets de l'acétate de plomb.

La solution d'acétate de plomb acide trouble considérablement l'eau de Cambo, en lui donnant une couleur grise mêlée d'un brun jaunâtre. On remarque que l'odeur du gaz hydrosulfurique est également détruite dans cette expérience. La couleur du précipité qui se forme est d'un gris brun.

Effets du chlorure d'antimoine.

Quelques gouttes de chlorure d'antimoine jetées dans l'eau de Cambo, se précipitent en prenant une nuance jaune. L'eau conserve cette même couleur, et son odeur hydrosulfurique se dissipe un moment après.

Effet du proto-nitrate de mercure.

La solution de proto-nitrate de mercure ne produit qu'un précipité jaune abondant.

Effets du deuto-sulfate de cuivre.

La solution de deuto-sulfate de cuivre n'opère qu'un léger trouble, et détruit l'odeur de l'acide hydrosulfurique.

Effet du proto-sulfate de fer.

La solution de proto-sulfate de fer donne lieu à un précipité noir, qui est mêlé d'oxide jaune de ce métal.

Effet du proto-sulfate de manganèse.

Le proto-sulfate de manganèse ne démontre pas la présence des hydrosulfates dans l'eau de Cambo.

Effets de l'or et de l'argent.

Si l'on place une pièce d'or à un pouce environ au dessous du robinet de la fontaine, et qu'on fasse tomber l'eau minérale dessus, l'or se ternit légèrement au bout de deux ou trois heures; mais si l'on fait la même expérience avec une pièce d'argent, quelques minutes suffisent pour que ce métal prenne une couleur jaune dorée. La pièce noircit ensuite à l'air, en représentant les nuances de l'iris.

Effet du mercure.

En agitant un globule de mercure avec 3oo grammes d'eau de Cambo, dans un flacon que cette quantité d'eau remplit entièrement, et qu'on bouche bien; ce métal prend une couleur jaune dorée, qui passe quelquefois au noir en continuant l'agitation.

Effets des oxides de bismuth et de plomb.

L'oxide ou sous-nitrate de bismuth, agité comme le mercure avec l'eau de Cambo, y prend une couleur brune. Il en est de même de l'oxide de plomb demi-vitreux ou litharge.

Effet de la noix de galle.

L'infusion de noix de galle ne fait éprouver aucun changement à l'eau de Cambo, même après quelques heures.

Effet du savon.

La solution alcoholique de savon s'y coagule.

~~~~~~~~~~~~~~~~~~~~~~~~

EXAMEN DE DIVERS MÉLANGES DE L'EAU SULFUREUSE DE CAMBO QUI SONT EMPLOYÉS DANS QUELQUES INDICATIONS MÉDICALES.

Comme l'eau sulfureuse de Cambo serait trop active dans quelques maladies, on la mêle avec du lait ou d'autres liquides médicamenteux, qui en modifient l'action. Pour m'assurer s'il ne s'opère pas dans ce cas quelque prompte décomposition, j'ai examiné les mélanges suivans, qui sont les seuls en usagé.

1.º Le mélange d'une partie de lait de vache et de deux parties d'eau de Cambo, en volume, conserve l'opacité du lait; et il n'y a pas de décomposition, du moins póur le moment. On y retrouve l'odeur et le goût qui appartiennent à l'eau minérale.

2.º Un mélange à parties égales de lait de vache et d'eau de Cambo, ne se décompose pas non plus; mais l'acide hydrosulfurique se trouve en quelque sorte enveloppé par la densité du liquide, de manière que l'odeur et le goût de cet acide y sont moins apparens que dans le mélange ci-dessus.

3.º Le lait de chèvre et celui d'ânesse ne présentent rien de plus particulier que le lait de vache.

4.º Le mélange de la décoction d'orge perlé avec l'eau de Cambo, dans les proportions indiquées ci-dessus, ne donne lieu à aucune décomposition dans le moment. L'odeur et le goût de l'acide hydrosulfurique y dominent plus que dans les mélanges précédens.

5.º Le mélange de 32 grammes de sirop de gomme arabique avec 250 grammes d'eau de Cambo est un peu trouble, comme cela a lieu même lorsqu'on mêle ce sirop avec de l'eau ordinaire; mais la gomme ne se précipite point. L'odeur et le goût de l'acide hydrosulfurique y sont sensibles.

6.º Le mélange de l'eau ferrugineuse avec l'eau sulfureuse, à parties égales, ne se trouble pas; ce qui prouve qu'il n'y a pas de décomposition sur le champ. Son odeur et son goût sont relatifs aux deux espèces d'eaux.

Il résulte de ces observations, qu'il ne s'opère pas de décomposition subite dans les mélanges dont je viens de parler; mais, comme ils sont susceptibles de s'altérer pour peu qu'on les garde, on doit avoir l'attention de ne les préparer que dans le moment où les malades doivent les prendre. On sait d'ailleurs que l'acide hydrosulfurique contenu dans ces mélanges, a la propriété de se volatiliser à la température de l'atmosphère, et de se décomposer en même temps par l'action de l'air.

DE L'EMPLOI EN GRAND DE QUELQUES RÉACTIFS SUR L'EAU SULFUREUSE DE CAMBO.

Les expériences par les réactifs dont je viens de rendre compte, ne sont, comme on le pratique ordinairement, que des essais faits en petit pour connaître la nature des principes qui constituent les eaux minérales; mais on sait que, pour apprécier la quantité de ces mêmes principes, il faut opérer assez en grand, afin d'obtenir une quantité de précipité qu'on puisse dessécher et peser facilement. Fourcroy et M.ᵣ Vauquelin sont les premiers chi-

mistes qui ont reconnu les avantages qu'offre,
sous ce point de vue, l'usage des réactifs,
ainsi qu'on le voit dans leur beau travail sur
l'eau sulfureuse d'Enghien. M.ʳ Matthieu Dombasle et le docteur Murray, de Londres, ont
ensuite présenté chacun un mode d'analyse
des eaux fondé sur l'emploi des réactifs. Il y
a cependant à cet égard quelques considérations qu'on doit envisager. M.ʳ Longchamp a
fait voir que les sels qui se précipitent dans
un liquide entraînent une portion quelconque
des substances au milieu desquelles ils se sont
formés ; et le docteur Murray a lui-même observé que l'effet des réactifs n'est pas toujours
complet. Ce dernier chimiste a proposé, pour
cette raison, d'évaporer l'eau minérale qu'on
veut analyser, avant de la traiter par ces agens,
jusqu'au point où elle commence à donner des
signes de quelque précipitation. On est assuré
alors de mieux apprécier les principes qu'on
recherche ; mais cette méthode, qui est assez
bonne pour quelques eaux, ne peut pas être
employée sur l'eau de Cambo, attendu que,
pour peu qu'on l'évapore, elle se couvre bientôt d'une pellicule saline. C'est par conséquent
dans son état naturel que je l'ai traitée en
grand par les réactifs. Quoique ces sortes d'expériences laissent toujours quelque chose à

désirer, on ne doit pas moins regarder leurs résultats comme plus positifs que ceux qu'on obtient par l'évaporation. Pour apprécier d'ailleurs plus exactement les quantités des substances contenues dans les eaux, on sait qu'il faut combiner ces deux méthodes.

Comme l'expérience a démontré que les quantités des principes qui constituent les eaux minérales ne sont pas constamment les mêmes, il fallait être fixé à cet égard sur les eaux de Cambo. Pour remplir cet objet, je les ai traitées à trois reprises avec les mêmes réactifs, en mettant le long intervalle d'un an d'une expérience à l'autre. Une semblable marche a été suivie pour leur évaporation, et chaque fois j'ai eu le soin de ne procéder qu'après deux mois consécutifs d'un temps sec. C'est ainsi que je me suis rendu compte des variations que subissent les eaux minérales que j'analyse, relativement aux quantités des substances qu'elles contiennent.

Expériences.

1.º J'ai mis dans cinq kilogrammes d'eau sulfureuse de Cambo un peu d'acide hydrochlorique, pour décomposer les carbonates; et j'y ai versé ensuite de la solution d'hydrochlorate de baryte, régulièrement cristallisé,

jusqu'à ce qu'il ne s'opérât plus de précipitation. Après vingt-quatre heures, le précipité
était bien rassemblé au fond du vase ; c'était
du sulfate de baryte pur : je l'ai lavé et calciné au rouge obscur, dans un creuset de platine. Trois opérations semblables, qui ont été
faites à un an d'intervalle, m'ont donné les
résultats qui suivent, pour les poids des précipités (*) :

$$\text{gramm.}$$

1.e opération............ 12,318
2.e 14,782
3.e 13,139

2.° Sur cinq kilogrammes d'eau de Cambo,
privée de l'acide hydrosulfurique par son exposition à l'air, et filtrée, j'ai versé un peu
d'acide nitrique pur, et ensuite de la solution
de nitrate d'argent cristallisé, pour décomposer
complètement les hydrochlorates. En traitant
le précipité avec de l'eau distillée à une chaleur douce, j'ai séparé le sulfate d'argent qui
s'était déposé en même temps que le chlorure
de ce métal. Celui-ci a été lavé et bien desséché. Trois opérations pareilles, faites à un an

(*) Je me suis servi de la limaille d'étain, ainsi que l'a
proposé Mr Dombasle, pour détacher une portion du
précipité qui reste souvent adhérente aux parois du vase,
dans ces sortes d'expériences ; mais, comme une autre

d'intervalle, m'ont fourni des précipités des poids suivans :

gramm.

1.e opération. 1,477
2.e 1,772
3.e 1,575

3.º J'ai décomposé complètement cinq kilogrammes d'eau sulfureuse de Cambo, avec suffisante quantité de solution d'oxalate d'ammoniaque neutre. Il s'est formé un précipité très abondant, qui est resté trente heures à se rassembler au fond du vase. Ce précipité, lavé, et calciné au rouge obscur, a été traité ensuite avec un léger excès d'acide sulfurique, et puis calciné de nouveau à une pleine chaleur rouge. C'était alors du sulfate de chaux neutre ; mais comme, en même temps que la chaux, il s'était déposé un peu de magnésie, à l'état d'oxalate, ce sulfate de chaux devait contenir une petite portion de sulfate de magnésie : je l'ai enlevée au moyen d'un peu d'eau. Le sulfate de chaux a été exposé ensuite à une chaleur convenable pour le bien dessécher. Ce sel obtenu de trois opérations, faites à un an

petite portion restait opiniâtrément suspendue à la surface de l'eau, je l'ai obtenue en l'entraînant avec le liquide dans un autre vase, agitant un peu, et laissant ensuite reposer.

d'intervalle, donna, pour la quantité de chaux:

gramm.

1.e opération.............. 2,390

2.e 2,869

3.e 2,550

4.° Cinq kilogrammes d'eau sulfureuse de Cambo ont été soumis à l'effet d'une solution de carbonate d'ammoniaque, qui ne décomposait le sulfate de magnésie ni à froid ni à chaud : il s'est formé un précipité abondant de sous-carbonate de chaux, que j'ai pleinement déterminé en chauffant le liquide. Lorsque l'addition de ce réactif n'a plus produit d'effet, j'ai laissé bien déposer, et j'ai filtré. Alors la potasse purifiée à l'alcohol a précipité de la magnésie, qui a été lavée, et calcinée à blanc dans un creuset de platine. En profitant des expériences de Mr Henry fils sur la précipitation de la magnésie, c'est-à-dire en tenant compte, par approximation, de la solubilité de l'hydrate de cette base; trois opérations, faites à un an d'intervalle, selon la marche que je suis, m'ont donné les poids suivans de magnésie calcinée :

gramm.

1.e opération.............. 1,192

2.e 1,430

3.e 1,279

La différence des poids des précipités obtenus dans ces expériences, est trop sensible pour qu'on puisse l'attribuer à un état de dessiccation plus ou moins parfait de ces produits: il est donc clair que les quantités des substances qui minéralisent l'eau sulfureuse de Cambo, éprouvent, par temps, quelques variations. C'est d'ailleurs ce qui sera confirmé par d'autres opérations dans le cours de ce travail.

L'action des réactifs a déjà fait connaître dans l'eau de Cambo les substances suivantes :

L'acide hydrosulfurique,
L'acide carbonique,
L'acide sulfurique,
L'acide hydrochlorique,
La chaux,
La magnésie,

DÉGAGEMENT DES GAZ CONTENUS DANS L'EAU SULFUREUSE DE CAMBO.

J'ai mis, en opérant toujours au pied de la source, un kilogramme d'eau sulfureuse de Cambo dans un ballon muni d'un tube recourbé, qui communiquait à un appareil au mercure; le ballon et le tube étaient entièrement remplis. La chaleur a été appliquée par degrés, et continuée jusqu'à ce qu'il ne se dégageât plus aucun gaz; mais, comme le mercure agit inévitablement sur l'acide hydrosulfurique, je me suis borné à absorber cet acide et l'acide carbonique, au moyen de la potasse pure, me réservant de déterminer la quantité de ces acides par d'autres opérations. Le gaz qui restait a été examiné par l'emploi du phosphore; c'était évidemment de l'azote avec quelques traces d'oxigène. En évaluant la quantité d'eau qui avait passé dans la cloche, le gaz qu'elle pouvait dissoudre, et faisant les corrections qu'exigent la température et la pression, j'ai pu estimer cet azote à 0,027 de litre. Cette expérience répétée quelque temps après, n'a pas différé sensiblement dans ses produits (*).

DÉTERMINATION
DE L'ACIDE HYDROSULFURIQUE.

On a employé plusieurs procédés pour déterminer la quantité d'acide hydrosulfurique qui se trouve dans les eaux minérales; mais

(*) Comme la plupart des chimistes n'admettent pas l'oxigène dans les eaux sulfureuses, j'ai pris le plus grand

tous présentent, comme on le sait, des incon-
véniens inévitables; ce qui tient à la nature
même de cet acide, qui se décompose facilement. Si on le dégage dans un appareil au
mercure, le métal agit sur ce gaz, et s'empare
d'une partie de son soufre. J'ai observé, en
outre, dans mon analyse des eaux de Gamar-

soin d'écarter de cette expérience toute cause d'erreur,
afin de m'assurer positivement de la présence de ce principe. Il me paraît donc démontré que l'oxigène et l'acide
hydrosulfurique peuvent exister dans la même eau, surtout lorsqu'ils se trouvent en petite quantité, comme dans
l'eau de Cambo. La présence simultanée de ces deux gaz
serait-elle due à un exercice de l'affinité de l'eau pour
l'acide hydrosulfurique dans certaines circonstances, ou
bien à la loi des proportions définies dans les combinai-
sons? Je n'émets ici cette idée que parce qu'elle paraît
s'accorder avec l'opinion de M.ʳ Anglada sur l'existence
de l'oxigène dans les eaux sulfureuses.

Je dois citer aussi, à l'appui de la présence de l'oxigène
dans l'eau de Cambo, l'expérience suivante :

Lorsqu'on remplit, à la source, un grand flacon d'eau
sulfureuse de Cambo, qu'on y met de suite un cristal bien
transparent de proto-sulfate de fer, et qu'on bouche aussitôt ce vase, de manière à ce qu'il n'y reste pas du tout d'air,
on y trouve le lendemain un précipité de peroxide de fer.

L'eau de Cambo contient assurément plus d'oxigène
que ne démontre l'expérience dont je viens de rendre
compte; car les traces que j'ai reconnues ne peuvent être
que l'excédant de celui qui aura décomposé une partie
de l'acide hydrosulfurique pendant l'opération.

de, département des Landes, que pendant cette
opération, il se précipite toujours dans l'eau
minérale une petite quantité de soufre, avec
des sous-carbonates de chaux et de magnésie,
par le seul effet du calorique : on n'obtient
donc pas non plus par ce procédé, qui a paru
le plus convenable, tout l'acide hydrosulfurique
que contient l'eau minérale. On doit observer
d'ailleurs que l'eau retient toujours une petite
portion de ce gaz. L'embarras de le ramener
à une température et à une pression convenables, d'évaluer assez exactement celui que dissout l'eau qui passe dans la cloche, en plus
ou moins grande quantité, et de calculer le
gaz à l'état sec, avait déterminé la plus grande
partie des chimistes qui ont analysé les eaux
minérales, à recevoir le gaz hydrosulfurique
dans une dissolution acéteuse de plomb. Ce
procédé, qui est dû à M.ʳ Vestrumb, et qui
avait été recommandé par M.ʳ Thenard, est
pour beaucoup de raisons inférieur à celui que
je viens de citer. Cependant, en tenant compte
du soufre qui se précipite dans l'eau minérale
pendant l'opération, comme je l'ai fait dans
l'analyse de l'eau de Gamarde, dont je viens
de parler (*), on détermine plus exactement
la quantité d'acide hydrosulfurique ; mais le

(*) Voyez Journal de Pharmacie, tom. 6., pag. 140.

moyen d'en faire une estimation encore plus exacte, est de saisir cet acide dans l'eau au sortir de la source, comme on le fait en y versant une solution de deuto-sulfate de cuivre ou de nitrate d'argent. Ce dernier est préférable, parce que le sulfure d'argent qui se forme, n'a pas l'inconvénient de se sulfatiser pendant la dessiccation, ainsi que cela a lieu en partie pour le bi-sulfuré de cuivre.

Mr Henry fils, membre de l'académie royale de médecine, a fait un emploi très utile du nitrate d'argent pour l'évaluation de l'acide hydrosulfurique. Je crois ce procédé suffisamment exact lorsque le nitrate d'argent n'est que très peu acide, et lorsqu'on traite immédiatement le précipité avec l'ammoniaque, en ayant le soin d'y faire agir ensuite un peu d'acide acétique affaibli, pour enlever quelques parcelles de magnésie que l'ammoniaque pourrait précipiter, et qui apporteraient une erreur dans le poids du sulfure d'argent. J'adopte donc, avec Mr Henry fils, ce moyen facile d'estimer la quantité d'acide hydrosulfurique contenue dans les eaux; mais ce procédé m'a paru susceptible d'être perfectionné, comme on va le voir.

Je me suis assuré que les sulfures de plomb, de cuivre et d'argent, qu'on obtient en versant les dissolutions de ces métaux dans l'eau hydrosulfurique, perdent plus ou moins de leur soufre par la dessiccation, même lorsqu'on la fait au bain-marie. Pour s'en convaincre, il suffit de dessécher une assez grande quantité d'un de ces sulfures; on s'aperçoit de l'odeur du soufre qui se volatilise. Ici, de même que pour toutes les autres substances qu'on dessèche, l'état de dessiccation peut être plus ou moins parfait; et de là il résulte nécessairement une autre cause d'erreur. C'est pour détruire ces difficultés, qu'au lieu de rechercher le poids du sulfure d'argent, j'ai estimé celui de l'argent qui constitue ce sulfure. L'opération est très aisée; il ne faut que de l'attention pour la bien faire. On met le sulfure d'argent dans un petit creuset de biscuit de porcelaine, et on en volatilise le soufre par la chaleur, qu'on continue jusqu'à ce que l'argent devienne blanc. On obtient ce métal en une masse un peu poreuse. Après qu'il est refroidi on le place sur un charbon, en se servant pour cela d'une petite pince, et on le fond ensuite au moyen du chalumeau. L'argent fondu est toujours dans un état constant et uniforme, qui par conséquent ne peut induire à aucune erreur de poids : il ne s'agit que d'être bien fixé sur les proportions qui constituent le sulfure d'argent obtenu, pour connaître exactement la quantité de soufre, et par suite celle de l'acide hydrosulfurique.

Mr Berzelius a établi que 100 d'argent contiennent 14,88 de soufre; et les mêmes proportions ont été reconnues, à quelques millièmes près, par Mr Vauquelin. Cela est conforme d'ailleurs à la théorie de la formation des sulfures métalliques par la décomposition de l'acide hydrosulfurique. Ces proportions paraissent néanmoins susceptibles de varier dans certaines circonstances, peut-être à raison de la manière de faire l'opération. Il était inutile de répéter celle qu'on pratique ordinairement, en faisant passer le gaz hydrosulfurique dans une dissolution métallique, ou bien en décomposant cette dissolution par un hydrosulfate, puisque les proportions du sulfure qui se forme en ce cas, ont été déterminées par les habiles chimistes que je viens de nommer : je me suis donc borné à décomposer par le nitrate d'argent une eau hydrosulfurique qui imitait les eaux sulfureuses naturelles. J'ai obtenu constamment un sulfure dont les proportions de soufre ont excédé très sensiblement celles qui sont établies, ou bien, si l'on veut, un sulfure qui contenait une portion de soufre qui lui était adhérente, selon l'observation de Mr Berzelius relativement à quelques sulfures. Voici les expériences que j'ai faites pour déterminer les proportions de ce composé.

J'ai préparé une certaine quantité de sulfure d'argent, en faisant agir une solution de nitrate d'argent cristallisé et très peu acide, sur une eau hydrosulfurique qui imitait une eau minérale naturelle (*). Ce sulfure, bien lavé sur un filtre, a été desséché avec les plus grands soins dans une petite étuve, dont la température ne dépassait pas 45 degrés centigrades. On sent qu'il n'a pu y avoir ici qu'une bien petite déperdition de soufre, s'il s'en est volatilisé à ce faible degré de chaleur. L'analyse de ce sulfure, faite jusqu'à six fois par la méthode dont j'ai déjà parlé, et en me servant d'une balance d'essai très sensible, m'a donné les produits suivans :

	SULFURE.	ARGENT.	SOUFRE.
	milligr.	milligr.	milligr.
1.e opération....	100	082	018
2.e	100	082	018
3.e	100	079	021
4.e	100	082	018
5.e	100	081	019
6.e	100	082	018

(*) Les proportions qui m'ont paru les plus convenables pour imiter, par approximation, les eaux sulfureuses naturelles, sont 22 parties, en poids, d'eau distillée, sur

Ce qui démontre suffisamment qu'on peut considérer le sulfure d'argent qui se forme dans les eaux sulfureuses naturelles, par l'action du nitrate d'argent, comme contenant dix-huit pour cent de soufre. Je dois observer, à cet égard, que les expériences dont je viens de rendre compte ont été faites avec beaucoup d'exactitude, et même avec les soins les plus minutieux.

D'après toutes ces considérations, j'ai traité l'eau sulfureuse de Cambo par le nitrate d'argent, pour déterminer la quantité d'acide hydrosulfurique qu'elle contient (*); mais, comme cette quantité n'est pas considérable, j'ai agi sur dix kilogrammes de cette eau. Le sulfure d'argent obtenu a été séparé de suite des sels d'argent par un excès d'ammoniaque, lavé, et traité avec une eau aiguisée d'acide acétique. Par la volatilisation du soufre de ce sulfure, au moyen de la chaleur, et ensuite par la fusion de l'argent au chalumeau, j'ai obtenu un globule de ce métal. Trois opérations semblables, faites à un an d'intervalle, conformé-

2 parties seulement d'eau hydrosulfurique saturée. Les proportions indiquées à un cinquième de celle-ci, sont beaucoup trop fortes.

(*) Je répète que c'est toujours sur l'eau puisée à l'instant même que j'ai opéré.

ment à la marche que je suis, m'ont donné les poids suivans d'argent pur :

gramm.
1.ᵉ opération............ 0,3280
2.ᵉ 0,3690
3.ᵉ 0,3608

qui représentent en soufre,

gramm.
1.ᵉ opération............ 0,0720
2.ᵉ 0,0810
3.ᵉ 0,0792

et en acide hydrosulfurique :

1.ᵉ opération,
en poids................. 0,0766 gramm.
en volume, T. 0°, P. 0,76... 0,0496 litre.

2.ᵉ opération,
en poids................. 0,0862 gramm.
en volume ... id.... id..... 0,0558 litre.

3.ᵉ opération,
en poids................. 0,0844 gramm.
en volume ... id.... id..... 0,0546 litre.

DÉTERMINATION DE L'ACIDE CARBONIQUE.

Cinq kilogrammes d'eau sulfureuse de Cambo ont été décomposés dans un grand flacon par une suffisante quantité d'eau de chaux pure ; j'ai eu le soin de remplir le flacon, pour qu'il ne restât pas du tout d'air, et de le bien boucher. La liqueur, essayée avec de l'eau de chaux, après la précipitation, ne se troublait plus ; ce qui prouve que l'effet était complet. Le précipité a été dissous dans l'acide nitrique affaibli, à l'exception d'une petite partie, qui n'était que du sulfate de chaux, coloré par une matière végétale qui s'est détruite par l'action du feu. Cette dissolution a été ensuite décomposée à chaud par une solution de carbonate d'ammoniaque, qui ne précipitait point le sulfate de magnésie ni à froid, ni à chaud. Le nouveau précipité de sous-carbonate de chaux obtenu, a été traité par un petit excès d'acide sulfurique, et calciné ensuite à une chaleur rouge ; c'était du sulfate de chaux, du poids de 3,361 gramm., représentant 2,475 gramm. de sous-carbonate de chaux.

Comme, d'un autre côté, cinq kilogrammes d'eau de Cambo, évaporée à la même époque, m'ont fourni un résidu dans lequel il s'est trouvé 1,10 gramm. de sous-carbonate de chaux, il faut nécessairement retrancher cette quantité de celle obtenue dans l'expérience dont je viens de parler, pour connaître la quantité de sous-carbonate de chaux qui provenait du

transport de l'acide carbonique de l'eau minérale sur l'eau de chaux employée ; ainsi il
reste 1,375 de ce sous–carbonate de chaux ,
qui représentent 0,5996 d'acide carbonique.

Trois opérations pareilles, répétées à un an
d'intervalle, m'ont donné, en acide carbonique libre, pour cinq kilogrammes d'eau :

    1.ᵉ Opération ,
en poids.................... 0,5996 gramm.
en volume, T. 0°, P. 0,76... 0,3035 litres.

    2.ᵉ Opération ,
en poids.................... 0,6350 gramm.
en volume ... id. ... id..... 0,3215 litres.

    3.ᵉ Opération ,
en poids.................... 0,7182 gramm.
en volume ... id.... id..... 0,3636 litres.

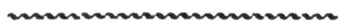

ÉVAPORATION
DE L'EAU SULFUREUSE DE CAMBO.

Dix kilogrammes d'eau sulfureuse de Cambo ont été évaporées à une chaleur de 80 à
90 degrés centigrades, dans une bassine de
cuivre étamé. Lorsque cette eau a été réduite
à 600 grammes environ, je l'ai transvasée dans
une capsule de porcelaine, en prenant les plus

grands soins pour recueillir, à l'aide d'un peu d'eau distillée, une petite portion de matière saline, qui était restée attachée à la bassine. Le résidu fourni par ces dix kilogrammes d'eau a été desséché, pendant cinq heures, au bain-marie, à la chaleur de l'eau bouillante.

Trois évaporations semblables, faites à un an d'intervalle, m'ont donné des résidus dont les poids étaient les suivans :

gramm.

1.e évaporation............ 20,45
2.e 24,19
3.e 21,50

J'ai évaporé, en outre, à siccité, dans une cornue, deux kilogrammes d'eau sulfureuse de Cambo. Ce résidu ne contenait ni des hydrosulfates, ni des hyposulfites; de quoi il a été facile de s'assurer (*).

DÉTERMINATION DES DIVERSES SUBSTANCES FIXES CONTENUES DANS L'EAU SULFUREUSE DE CAMBO.

Dix kilogrammes d'eau sulfureuse de Cambo, puisée à l'époque de la troisième évapo-

(*) Il est possible néanmoins que l'eau de Cambo contienne quelques légères traces d'hydrosulfate de chaux, ou plutôt d'hyposulfite, que les réactifs ne démontrent pas.

ration ci-dessus, privée de l'acide hydrosulfurique par l'exposition à l'air, et filtrée (*),
ont été évaporés, à une chaleur de 80 à 90
degrés centigrades, jusqu'à réduction de 200
grammes environ.

Pendant cette opération il s'est formé à la
surface de l'eau une pellicule saline qui se précipitait, en feuillets cristallisés, dans le fond du
vase, à mesure qu'elle prenait de la consis-
tance; ce qui a occasionné un dépôt considérable. Lorsque l'eau est parvenue à un certain
degré de concentration, elle répandait une
odeur prononcée, et tout-à-fait analogue à
celle des fleurs du chèvre-feuille, *lonicera ca-
prifolium*. Cette circonstance fait penser que
l'eau de Cambo contient une matière végétale
odorante, que la chaleur employée n'a pas décomposée.

A cette époque de l'évaporation, l'eau minérale a été décantée, pour la séparer du dépôt qui s'était formé (**). J'ai lavé ce dépôt à
trois reprises avec un peu d'eau distillée. Ces
lavages ont été réunis à l'eau minérale, le

(*) Le filtre qui avait servi à cette opération ne contenait qu'un très léger dépôt, qu'il était impossible de recueillir, et dans lequel on remarquait l'odeur du soufre.

(**) On y remarquait une légère pellicule blanche, d'un
aspect graisseux, et que la chaleur ne concrétait pas.

tout a été mis dans des plats de porcelaine, et abandonné à une évaporation libre, dans une grande armoire, à l'abri de la poussière : c'était dans le mois de juin, à la température atmosphérique de 25 à 28 degrés centigrades. Au bout de dix jours, tout ce liquide était converti en une croûte cristalline, où l'on remarquait de beaux prismes quadrangulaires, terminés par des pyramides également à quatre faces.

EXAMEN DU DÉPÔT FORMÉ PENDANT L'ÉVAPORATION DE L'EAU.

Après avoir calciné ce dépôt dans un creuset de platine, je l'ai traité avec l'acide hydrochlorique faible et très pur, qui en a dissous une partie, en produisant une vive effervescence. Pour savoir si cette dissolution ne contenait pas un peu de fer ou de manganèse, j'y ai versé une solution de carbonate d'ammoniaque qui ne précipitait pas la magnésie, et j'ai obtenu un précipité de sous-carbonate de chaux. Ce sous-carbonate ayant été dissous de nouveau dans l'acide hydrochlorique, j'ai ajouté à la liqueur un peu d'ammoniaque, qui a donné lieu à une précipitation de quelques atomes d'oxide de fer. Il n'y avait point de

manganèse, puisque la dissolution hydrochlorique de cet oxide de fer, après avoir été dé.
composée par le succinate d'ammoniaque, ne
s'est point troublée par l'addition du sous-carbonate de potasse. Comme il était impossible
de recueillir quelques atomes d'oxide de fer,
je l'ai évalué à $\overset{\text{gramm.}}{0,0060}$. Je dois faire observer
que cet oxide appartenait réellement à l'eau
minérale; car il n'a pu être fourni par les agens
employés dans mes expériences, non plus que
par les filtres dont je me suis servi; ceux-ci
ayant été lavés d'abord avec une eau aiguisée
d'acide hydrochlorique, et ensuite avec de l'eau
distillée.

Les dissolutions hydrochloriques ont été évaporées séparément, et les résidus calcinés pendant long-temps dans un creuset de platine.
J'ai obtenu d'un côté de la magnésie pure, et
de l'autre du chlorure de calcium. La magné-
sie était du poids de $\overset{\text{gramm.}}{0,40}$, qui représentent
$\overset{\text{gramm.}}{0,8282}$ de sous-carbonate de magnésie, et
$\overset{\text{gramm.}}{1,2564}$ de ce carbonate soluble. Le chlorure
de calcium a représenté $\overset{\text{gramm.}}{2,20}$ de sous-carbonate de chaux, et $\overset{\text{gramm.}}{3,1593}$ du même carbonate
soluble.

La portion du dépôt insoluble dans l'acide

hydrochlorique faible, et qui contenait du sulfate de chaux, a bouilli pendant une demi-heure dans suffisante quantité d'eau, avec un excès de carbonate de soude. Le sulfate de chaux a été ainsi transformé en sous-carbonate de chaux insoluble, et ce sous-carbonate a été décomposé par l'acide acétique. Il est resté de l'alumine très blanche et très reconnaissable, qui après avoir été calcinée pesait gramm. 0,16. La dissolution acéteuse a été évaporée, et son résidu décomposé par un petit excès d'acide sulfurique. Après avoir calciné la matière à une chaleur rouge, j'ai obtenu 9 grammes de sulfate de chaux.

EXAMEN DE LA CROUTE CRISTALLINE, RÉSIDU
DE L'ÉVAPORATION DE L'EAU.

Ce résidu était coloré par une matière organique ; je l'ai pulvérisé et mis dans un petit matras avec suffisante quantité d'éther sulfurique pur, en ayant le soin de l'agiter par temps. Au bout de deux jours, l'éther a été porté à l'ébullition pendant quelques minutes. Ce liquide a été ensuite décanté, et le résidu traité encore de la même manière, à quatre

reprises différentes, avec de nouvel éther. (*)
Les liqueurs réunies dans une capsule, dont
j'avais pris le poids, ont été abandonnées à
l'air à une évaporation libre. J'ai ainsi obtenu, en repesant la capsule, 0,26^{gramm.} d'une matière poisseuse, jaune–rougeâtre, d'un goût
un peu âcre, et qui répandait une odeur légèrement aromatique. Cette matière est insoluble dans l'eau, et entièrement soluble dans
l'alcohol absolu ; ce qui la distingue des bitu-
mes, quoiqu'elle brûle à leur manière. Lorsqu'on fait évaporer l'alcohol qui la contient,
elle reparaît dans son premier état, à cela
près qu'elle est privée alors du principe aromatique. Il est à remarquer que son associa-
tion avec une substance volatile lui donne quelque analogie avec les matières résineuses ex-
traites par incision des végétaux. Si on traite
cette matière par une solution de potasse pure, elle s'y dissout même à froid, en formant
une combinaison qui répand une odeur qu'on
pourrait comparer à celle du marc du café.
Quelques gouttes d'acide hydrochlorique ne
l'ont pas précipitée de la solution de potasse,

(*) En employant l'éther sulfurique, il y a quelques années, dans l'analyse des eaux de Gamarde, je l'avais proposé comme un très bon moyen d'isoler une matière grasse
particulière que contiennent quelques eaux minérales.

il s'est formé au contraire une nouvelle combinaison qui avait une odeur désagréable. Les effets produits par ces expériences font penser que la matière que j'examine a été dissoute dans l'eau minérale, à la faveur des sous-carbonates, et peut-être des hydrochlorates. Comme c'est la même que j'ai trouvée dans l'eau de Gamarde, je soupçonne qu'on pourra la rencontrer dans d'autres eaux sulfureuses.

Pour savoir si cette matière est animalisée, je m'en suis procuré une nouvelle quantité, en traitant un autre résidu de l'eau de Cambo par l'éther sulfurique. L'ayant décomposée par l'action du feu dans un petit appareil, il ne s'est pas produit de l'ammoniaque, ce qui prouve qu'elle ne contient pas de l'azote.

Après le traitement par l'éther sulfurique, le résidu de l'eau de Cambo a été soumis, à six reprises différentes, à l'action de l'alcohol rectifié, d'une pesanteur spécifique de 0,835, en employant une chaleur douce. Les liqueurs, réunies dans une capsule de porcelaine, ont été abandonnées, dans une armoire, à l'évaporation libre. Au bout de huit jours elles étaient converties en une croûte jaunâtre, où l'on remarquait quelques cristaux aiguillés. Comme ce sel attirait l'humidité de l'air, je l'ai chauffé

légèrement dans le vase qui le contenait, et
par ce moyen il a été entièrement desséché :
son poids était de 1,20. ^{gramm.} La couleur jaune de
ce sel annonçait encore la présence d'une ma-
tière organique. Ce ne pouvait plus être la
même que j'ai obtenue par l'éther sulfurique, puisque j'avais employé sur le résidu
précédent un excès de ce liquide, qui a dû
tout enlever. Pour retirer cette matière, voici
comment je m'y suis pris. Bien convaincu que
le sel qui la contenait n'était que de l'hydrochlorate de magnésie, j'y ai versé un peu d'a-
cide sulfurique aqueux et bien pur. Cet hydrochlorate a été ainsi converti en sulfate ;
mais, dans la crainte d'avoir employé plus d'a-
cide sulfurique qu'il n'en fallait pour saturer
la magnésie, et que, pendant la concentration
cet excès d'acide n'agît sur la matière végétale, j'ai ajouté un peu de magnésie calcinée
et très blanche. La liqueur, abandonnée ensuite à l'air, à l'abri de la poussière, a laissé
un résidu très sec, que j'ai traité à une chaleur douce par de l'alcohol à 0,835 de pesanteur spécifique. Ce liquide, employé à plusieurs reprises, a dissous la matière végétale
que contenait ce résidu. L'évaporation de l'alcohol, à l'air libre, a donné une substance
jaune brunâtre, mais en si petite quantité,

qu'il était impossible de la recueillir, ni d'en trouver le poids exact en le déduisant de celui du vase dans lequel elle était. Je l'ai donc estimé à 0,06. Cette substance est insoluble dans l'éther, soluble dans l'eau et dans l'alcohol. Lorsqu'on la fait bouillir elle devient insoluble. Ces propriétés la font reconnaître pour la matière colorante, probablement composée, qui a été désignée autrefois sous le nom d'extractif.

Pour être mieux fixé sur la nature du sel obtenu par l'alcohol, j'ai traité avec ce liquide un autre résidu de l'eau de Cambo, qui m'a également donné de l'hydrochlorate. Ce sel ayant produit des précipités par l'ammoniaque, par l'eau de chaux, par le nitrate d'argent, et n'éprouvant pas la moindre altération par l'oxalate d'ammoniaque ; il était clair que ce n'était que de l'hydrochlorate de magnésie très pur. Des expériences ultérieures n'y ont pas démontré d'ailleurs de l'hydrochlorate de soude, ni aucun sel de potasse par l'hydrochlorate de platine.

Les 1,20 d'hydrochlorate de magnésie obtenus par l'alcohol, contenaient, comme on l'a vu, une matière végétale qui en diminue le poids. Pour connaître exactement la quantité

de ce sel, il faut se rappeler que la troisième
expérience que j'ai faite, par le nitrate d'argent, dans l'emploi en grand des réactifs, a
donné 1,575 ^{gramm.} de chlorure d'argent, pour cinq
kilogrammes d'eau de Cambo. Le double, 3,150 ^{gramm.}
de ce chlorure, indique 1,25 ^{gramm.} d'hydrochlorate
de magnésie, dans dix kilogrammes de cette
eau, que j'ai fait évaporer.

Le résidu de l'eau de Cambo qui avait subi
l'action de l'éther et de l'alcohol, s'est dissous
en grande quantité dans l'eau distillée froide.
Cette solution a été évaporée à siccité, et son
résidu calciné au rouge obscur; c'était du sul-
fate de magnésie du poids de 4,96 ^{gramm.}. Ayant examiné ce sel par plusieurs moyens, je me suis
assuré qu'il ne contenait pas du sulfate de soude, ni de l'hydrochlorate de cette base. Le
réactif de platine n'y indiquait pas non plus
aucun sel de potasse.

La portion du résidu insoluble dans l'eau a
été calcinée dans un petit creuset de platine,
et dissoute ensuite presque en totalité dans
de l'acide hydrochlorique peu étendu. L'alco-
hol à 36° a précipité de cette solution 0,30 ^{gramm.} de
sulfate de chaux, qui provenait des lavages
du dépôt qui s'était formé pendant l'évapora-

tion de l'eau minérale, et qui avaient été réunis à la liqueur concentrée. Ces 0,30 ^gramm.^ de sulfate de chaux doivent être ajoutés aux 9 grammes du même sel obtenu dans le cours des opérations; ce qui porte son poids total à 9,30 ^gramm.^

On se rappelle que, par l'emploi des réactifs, j'ai obtenu de cinq kilogrammes d'eau de Cambo, dans la troisième opération par l'hydrochlorate de baryte, 13,139 ^gramm.^ de sulfate de baryte. En doublant cette quantité on a 26,278 ^gramm.^ de ce sulfate, qui contiennent, à très peu de chose près, la même quantité d'acide sulfurique, qui constitue les sulfates de magnésie et de chaux, trouvés dans le résidu de dix kilogrammes d'eau de Cambo. Cette coïncidence prouve la justesse de l'estimation de ces deux sels.

Ce qui restait du résidu de l'eau de Cambo après toutes ces opérations, a été facilement reconnu pour de la silice, que j'ai calcinée, et qui pesait ensuite 0,12 ^gramm.^ (*).

On a vu que j'ai obtenu trois autres résidus de l'évaporation de l'eau de Cambo; je m'en

(*) Pour retirer la silice du résidu de l'eau de Cambo, il faut suivre la méthode que je viens de tracer; car si, au lieu de séparer le dépôt qui se forme pendant l'évaporation de l'eau, comme je l'ai fait, on laisse ce dépôt avec

suis servi pour faire des recherches ultérieures, qui m'ont prouvé que les sels suivans ne
se trouvent point dans cette eau.

Point de phosphate,
de fluate,
de nitrate,
d'hydriodate,
de borate.

~~~~~~~~~~~~~~

RÉSUMÉ DE CETTE ANALYSE.

Le travail que je viens de présenter sur l'eau
sulfureuse de Cambo, nous fait connaître la
nature des substances qui la minéralisent, et
nous démontre en même temps que les quantités de ces substances éprouvent par fois quelques variations; mais, comme ces changemens
sont trop peu sensibles pour influer sur les
effets de cette eau, on peut généralement considérer que dix kilogrammes d'eau sulfureuse
de Cambo sont composés comme il suit :

Eau de solution........ 9978,9952.

le reste du résidu, et qu'on traite le tout par divers dissolvans, on ne retrouve plus la silice en dernier résultat;
il paraît qu'elle est entraînée alors dans la solution des
substances salines, sans doute à raison de sa petite quantité. C'est ce qui m'a empêché de l'obtenir dans d'autres
occasions.

Substances volatiles.

Azote avec des traces d'oxigène (*),

en poids .... 0,3399 gramm.

en volume, T. 0°, P. 0,76.. 0,270 litre.

Acide hydrosulfurique,

en poids .... 0,0844 gramm.

en volume ... id.... id.... 0,0546 litre.

Acide carbonique réellement libre,

en poids .... 0,0488 gramm.

en volume ... id.... id.... 0,0247 litre.

Substances fixes.

	gramm.
Sulfate de magnésie (**).............	4,9600
Hydrochlorate de magnésie..........	1,2500
Carbonate soluble de magnésie......	1,2564
Carbonate soluble de chaux.........	3,1593
Sulfate de chaux...................	9,3000
Alumine	0,1600

(*) Il faut admettre une plus grande quantité d'oxigène dans l'eau de Cambo, parce qu'il est clair qu'une portion de ce principe a été enlevée par la décomposition d'une partie de l'acide hydrosulfurique, pendant le dégagement des gaz, comme je l'ai déjà dit.

(**) On doit remarquer que les sels sont portés ici anhydre, tandis que dans les résidus de l'eau de Cambo desséchés au bain-marie, ils contenaient une certaine quantité d'eau.

Oxide de fer des traces, évaluées à... 0,0060 gramm.

Matière végétale grasse, soluble dans
l'éther sulfurique.................... 0,2600

Matière végétale insoluble dans l'éther
sulfurique...................... 0,0600

Silice.............................. 0,1200

D'où il résulte qu'un litre de cette eau contient, à très peu de chose près :

Substances volatiles.

Azote avec des traces d'oxigène,
en poids................. 0,0340 gramm.
en volume, T. 0°, P. 0,76.. 0,0270 litre.

Acide hydrosulfurique,
en poids................. 0,0084 gramm.
en volume... id.... id.... 0,0055 litre.

Acide carbonique réellement libre,
en poids................. 0,0049 gramm.
en volume ... id.... id.... 0,0025 litre.

Substances fixes.

Sulfate de magnésie................ 0,4960 gramm.
Hydrochlorate de magnésie.......... 0,1250
Carbonate soluble de magnésie...... 0,1256
Carbonate soluble de chaux......... 0,3159
Sulfate de chaux.................... 0,9300
Alumine 0,0160
Oxide de fer 0,0006

Matière végétale grasse, soluble dans
l'éther sulfurique............... 0,0260 gramm.

Matière végétale insoluble dans l'éther
sulfurique..................... 0,0060

Silice........................... 0,0120

ANALYSE

DE L'EAU FERRUGINEUSE DE CAMBO.

L'EAU ferrugineuse de Cambo est parfaitement limpide et incolore, d'une saveur qui
annonce la présence du fer, et qui n'est point
acidule. La température de cette eau est de 15
à 16 degrés centigrades. Sa pesanteur spécifique n'est presque pas sensible à l'aréomètre de
Baumé; ce qui démontre que l'eau de Cambo
ne contient que très peu de substance saline.
Lorsqu'on l'expose à l'air, elle perd peu à peu
sa transparence; il s'en sépare des flocons jau-
nes, et au bout de vingt-quatre heures on la
trouve couverte d'une pellicule qui réfléchit
les couleurs de l'iris. Le bassin qui la reçoit,
et le canal par où elle s'écoule, sont enduits
d'oxide de fer hydraté.

ACTION DES RÉACTIFS SUR L'EAU FERRUGI-
NEUSE DE CAMBO.

Papier teint avec le tournesol.

Le papier bleu, teint avec le tournesol, devient rouge lorsqu'on le laisse tremper dans

cette eau pendant quelques minutes ; il reprend en séchant sa couleur primitive : ce qui démontre que l'eau de Cambo contient de l'acide carbonique.

Alcohol gallique.

L'alcohol gallique produit une couleur rouge obscur.

Sirop de violettes.

Le sirop de violettes passe au vert en peu de temps.

Prussiate de chaux.

Le prussiate de chaux développe une couleur bleue dans l'eau de Cambo.

Acide sulfurique.

L'acide sulfurique distillé, et d'une pesanteur spécifique d'environ 1,847, ne dégage pas des bulles de cette eau, et ne trouble point sa transparence.

Ammoniaque.

L'ammoniaque donne une légère teinte jaune, sans précipiter de la magnésie.

Eau de chaux.

L'eau de chaux trouble l'eau de Cambo, en lui donnant également une teinte jaune, et ne précipite pas non plus de la magnésie.

Eau de baryte.

L'eau de baryte louchit un peu cette eau minérale.

Hydrochlorate de baryte.

L'hydrochlorate de baryte ne trouble point l'eau ferrugineuse de Cambo. Le mélange reste parfaitement clair.

Oxalate d'ammoniaque.

L'oxalate d'ammoniaque y produit un précipité blanc d'oxalate de chaux.

Nitrate d'argent.

Le nitrate d'argent trouble sur le champ l'eau de Cambo, et après quelques minutes il y développe une couleur violette, qui est due à la présence du fer.

Succinate d'ammoniaque.

Le succinate d'ammoniaque n'opère pas de changemens ; ce qui prouve que le fer est peu oxidé dans l'eau de Cambo.

———————————

EMPLOI DE QUELQUES RÉACTIFS SUR L'EAU FERRUGINEUSE DE CAMBO CONCENTRÉE PAR L'ÉVAPORATION.

L'eau ferrugineuse de Cambo, ne contenant que très peu de substances salines, peut être

concentrée par l'évaporation, qui n'en sépare
à peu près que l'oxide de fer. Cette eau, réduite aux deux cinquièmes de son volume, a
été examinée par les réactifs suivans :

Papier de tournesol.

La couleur du papier de tournesol n'a pas
éprouvé de changement. Nouvelle preuve que
l'eau de Cambo contient de l'acide carbonique
que la chaleur a dégagé.

Sirop de violettes.

La couleur du sirop de violettes a un peu
verdi au bout de quelques minutes.

Prussiate de chaux.

Ce sel n'a pas produit d'effet : ce qui démontre que le fer s'est séparé *en totalité* de
l'eau de Cambo pendant la concentration, et
que le changement de couleur du sirop de
violettes dans la précédente expérience, était
dû aussi à la présence des sels calcaires déjà
signalés.

Ammoniaque.

L'ammoniaque n'a pas démontré la présence
de la magnésie.

Eau de chaux.

L'eau de chaux n'a pas non plus démontré
la présence de la magnésie.

Eau de baryte.

L'eau de baryte n'a pas produit de changement.

Hydrochlorate de baryte.

L'hydrochlorate de baryte n'a point troublé cette eau, qui est restée très claire.

Oxalate d'ammoniaque.

L'oxalate d'ammoniaque a précipité, comme auparavant, de l'oxalate de chaux.

Nitrate d'argent.

Le nitrate d'argent y a produit un précipité de chlorure d'argent, comme dans la première expérience.

EMPLOI DES RÉACTIFS SUR L'EAU FERRUGINEUSE DE CAMBO CONSIDÉRABLEMENT RÉDUITE PAR L'ÉVAPORATION.

Puisque l'eau ferrugineuse de Cambo, réduite aux deux cinquièmes de son volume, au moyen de l'évaporation, n'a pas éprouvé de changement par l'hydrochlorate de baryte ni par l'ammoniaque, qui opèrent des précipités dans presque toutes les eaux minérales, il convenait de voir si ces mêmes réactifs n'agiraient pas sur l'eau beaucoup plus concentrée. J'ai donc fait évaporer trois kilogrammes de cette eau jusqu'à réduction de deux cent cinquante grammes environ. A ce degré de concentration elle était encore claire : j'en ai séparé de l'oxide de fer et quelques atomes de sous-carbonate de chaux qui s'étaient précipités. Voici comment les réactifs agissent sur l'eau de Cambo très concentrée.

Hydrochlorate de baryte.

L'hydrochlorate de baryte produit un léger précipité dans l'eau de Cambo très concentrée. C'est alors seulement que ce réactif y décèle la présence de l'acide sulfurique.

Ammoniaque.

Quoique l'ammoniaque produise un petit trouble quelque temps après qu'on l'a versée, elle ne démontre pas cependant la présence de la magnésie.

Eau de chaux.

Ce réactif trouble très.légèrement l'eau de Cambo, peu de temps après qu'on l'a employé, sans y démontrer non plus la magnésie.

Oxalate d'ammoniaque.

L'oxalate d'ammoniaque indique la chaux, comme devant.

Nitrate d'argent.

Le nitrate d'argent manifeste toujours la présence de l'acide hydrochlorique.

Infusion de noix de galle.

L'infusion de noix de galle ne donne plus la couleur rouge foncé, comme dans la première expérience; elle n'occasionne aucun précipité.

L'effet produit en dernier lieu par l'hydrochlorate de baryte sur l'eau de Cambo, prouve que, pour découvrir par les réactifs les substances qui se trouvent en très petite quantité dans les eaux minérales, il est nécessaire d'amener ces eaux à un grand état de concentration ou de rapprochement.

DÉTERMINATION DES QUANTITÉS DES PRINCIPES CONSTITUANS DE L'EAU FERRUGINEUSE DE CAMBO.

Un kilogramme d'eau ferrugineuse de Cambo, porté à l'ébullition, dans un appareil convenable, a fourni 0,1620 ^{litr.} d'acide carbonique, et 0,0214 ^{litr.} de gaz azote mêlé d'un peu d'oxi-

6

gène; ces gaz pris à la température de zéro, et à la pression de 76 centimètres.

D'un autre côté, trois kilogrammes d'eau de Cambo ont été évaporés dans une capsule de porcelaine, à la température de 80 à 90 degrés centigrades. Lorsqu'ils ont été réduits à un kilogramme, j'en ai séparé un petit dépôt d'oxide de fer, qui contenait quelques traces de sous-carbonate de chaux, et qui pesait 0,16, après sa dessiccation; le sous-carbonate de chaux a été enlevé de ce dépôt par un peu d'acide acétique. Ayant égard à la suroxidation du fer qui a eu lieu pendant l'opération, et à la très petite quantité de sous-carbonate de chaux qui accompagnait cet oxide de fer, on peut considérer que trois kilogrammes d'eau de Cambo contiennent 0,15 de carbonate de fer.

Le kilogramme d'eau minérale faisant partie des trois kilogrammes mentionnés ci-dessus, a été évaporé jusqu'à siccité. Il n'est resté qu'une très petite quantité de résidu, qui, traité par divers dissolvans et les réactifs, a été reconnu pour être formé de 0,06 de sulfate de chaux, 0,08 d'hydrochlorate de chaux, 0,04 de carbonate soluble de la même base, et de quelques traces de matière végétale et de silice.

En répétant les mêmes expériences deux autres fois, à un an d'intervalle, je n'ai trouvé qu'une très petite différence dans les quantités des principes qui constituent l'eau ferrugineuse de Cambo. On peut donc admettre qu'un litre de cette eau contient, à peu de chose près, ce qui suit :

Substances volatiles.

Gaz azote mêlé d'oxigène,
en poids................0,0270 gramm.
en volume, T. 0°, P. 0,76..0,0214 litre.
Acide carbonique,
en poids................0,3200 gramm.
en volume...id....id....0,1620 litre.

Substances fixes.

gramm.

Carbonate de fer.....................0,0500
Sulfate de chaux....................0,0200
Hydrochlorate de chaux.............0,0266
Carbonate soluble de chaux.........0,0133
Matière végétale des traces.
Silice............idem.

On voit par cette analyse que l'eau ferrugineuse de Cambo ne doit être considérée, relativement à ses effets sur l'économie animale, qu'à raison du fer et de l'acide carboni-

que qu'elle contient ; car la très petite quantité de sels calcaires qu'on y trouve ne peut
lui donner aucune propriété médicinale mar-
quée. Comme eau ferrugineuse, l'eau de Cambo tient en dissolution une quantité de fer assez considérable pour être assimilée à d'autres
eaux ferrugineuses qui ont acquis beaucoup
de célébrité, par les bons effets ou les cures
qu'elles opèrent d'un grand nombre de maladies : telles sont les eaux de Forges, d'Aumale,
de Condé, de Scarboroug.

EXAMEN DES DÉPOTS

LES terres qui forment le fond des bassins
des eaux minérales, et les canaux par où elles
s'écoulent, sont enduits, comme on le sait,
des matières que les eaux y déposent insensi-
blement, et qui forment à la longue des croû-
tes souvent assez épaisses. L'examen de ces
dépôts est utile, en ce qu'il confirme la nature
des substances que les eaux contiennent, ou
leur analyse, et qu'il fait connaître en même
temps les changemens que ces substances éprouvent quelquefois lorsqu'elles cessent d'être te-
nues en solution. Les pierres du fond du bassin qui renferme l'eau sulfureuse de Cambo,
et les canaux par où elle s'écoule, sont enduits de deux matières différentes, l'une de
couleur grise-jaunâtre, et l'autre noire glai-
reuse, ou d'un aspect comme gélatineux. La
matière grise-jaunâtre est la plus abondante,
et forme une légère couche sur toute l'éten-

due du terrain que l'eau parcourt ; tandis que la matière noire épaisse, sous une forme ver-miculée, est disséminée par petites traînées dans plusieurs endroits, particulièrement au fond du bassin, vers l'orifice du dégorgeoir. Cette matière est assez rare, même lorsqu'il s'est écoulé un long espace de temps depuis le nettoiement du bassin et des canaux. J'ai recueilli de ces deux matières pour en faire l'examen.

Après avoir desséché la matière grise-jaunâ-tre, à une chaleur d'environ 50 degrés centi-grades, j'en ai pesé deux grammes. Je l'ai trai-tée avec de l'acide hydrochlorique faible, qui a produit une vive effervescence. Lorsque cet acide mis en excès a cessé d'agir, j'ai décanté et lavé le dépôt avec un peu d'eau distillée. Ces lavages ont été réunis à la dissolution hy-drochlorique, et le tout évaporé à siccité. Le sel obtenu attirait l'humidité de l'air. Je l'ai calciné fortement pendant long-temps dans un creuset de platine ; il s'est dissous ensuite pres-que en totalité dans l'eau distillée. La très pe-tite portion indissoute était évidemment de la magnésie, qui après avoir été calcinée pesait ^{gramm.} 0,028, qui représentent ^{gramm.} 0,061 de sous-carbo-nate de cette base. La solution évaporée a laissé de l'hydrochlorate calcaire qui, après avoir été calciné et converti en chlorure de calcium, a représenté 1,60 de sous-carbonate de chaux. [gramm.]

La matière qui restait après ce traitement, avait acquis une couleur plus jaune que dans le principe ; j'y ai fait agir de l'acide hydrochlorique moins étendu que celui dont je m'étais déjà servi. Cet acide en a dissous une grande partie. L'alcohol à 36 degrés a séparé de cette solution une petite quantité de sulfate de chaux, que j'ai calciné, et dont le poids était ensuite de 0,15. Ce qui a résisté à l'action de l'acide hydrochlorique, ayant été desséché, pesait 0,10. Ce n'était plus que du soufre pur, que j'ai facilement reconnu. [gramm.]

La matière grise-jaunâtre qui est déposée dans le bassin de l'eau sulfureuse de Cambo, ainsi que dans les canaux, est donc formée des substances suivantes :

	gramm.
Sous-carbonate de magnésie	0,061
Sous-carbonate de chaux	1,600
Sulfate de chaux	0,150
Soufre	0,100
Eau	0,089
	2,000

Quant à la matière noire épaisse, je n'ai pu en recueillir qu'une petite quantité; elle a beaucoup perdu de sa couleur par la dessiccation, et n'était plus alors que d'un gris foncé. Par l'emploi de l'acide hydrochlorique, j'y ai reconnu la présence du sous-carbonate de chaux et du fer, qui, peu oxidé, lui donnait sans doute la couleur noire qu'on remarque. L'action de l'acide sulfurique concentré y a fait reconnaître aussi une matière organique, probablement la même que j'ai trouvée dans l'eau minérale, mais qui paraît ici avoir éprouvé quelques changemens, en passant à l'état d'hydrate.

Le dépôt qu'on remarque dans le bassin de l'eau ferrugineuse, et dans les canaux par où elle s'écoule, n'est formé que d'oxide de fer hydraté, et d'une petite quantité de sous-carbonate de chaux.

CONSIDÉRATIONS

SUR L'ANALYSE

DES EAUX MINÉRALES DE CAMBO.

En me livrant à un plus grand nombre d'expériences qu'on ne le fait ordinairement dans l'analyse des eaux minérales, j'ai eu pour objet, s'il m'était possible, de jeter quelques lumières de plus sur cette partie délicate de la chimie. On sait que l'analyse des eaux sulfureuses particulièrement laisse beaucoup à désirer, et qu'un point essentiel de ce travail est d'apprécier avec exactitude la quantité d'acide hydrosulfurique que ces eaux contiennent. Le nitrate d'argent est pour cela d'un emploi facile et très avantageux ; mais, pour en tirer un meilleur parti, il m'a paru qu'au lieu de se fixer comme on le fait sur la quantité de sulfure d'argent obtenue, il vaut mieux s'établir sur celle de l'argent qui fait partie de ce sulfure : car, en faisant sécher le sulfure d'argent, outre qu'une portion du soufre de ce composé se volatilise par la chaleur, la matière peut, après sa dessiccation, retenir plus ou moins d'eau; et ces circonstances doivent induire à erreur. L'argent fondu, au contraire, est toujours dans un état constant et uniforme, et ne présente aucun inconvénient. Il ne s'agit donc que de bien connaître les proportions des principes du sulfure d'argent qui se forme dans cette opération : j'ai mis tous mes soins à les bien déterminer, et je pense qu'on peut les adopter. Ainsi la quantité d'argent du sulfure doit mener nécessairement à la connaissance exacte de celle du soufre, et par suite de la quantité d'acide hydrosulfurique contenu dans une eau minérale.

On s'apercevra que le principe sulfureux n'existe pas en grande quantité dans l'eau de Cambo, comparativement à d'autres eaux sulfureuses très fortes; mais c'est là précisément un avantage dont la médecine tire parti dans bien des cas. Ne sait-on pas d'ailleurs qu'il ne faut que de très petites quantités de soufre pour produire des effets très marqués sur l'économie animale, lorsque cette substance est dans un état de division, ou pour mieux dire de ténuité aussi extrême que dans le gaz hydrosulfurique ? Et combien d'eaux sulfureuses, hélas ! n'ont-elles pas été trop actives !

Il y a une remarque à faire relativement aux sels calcaires contenus dans l'eau de Cambo.

Je les ai considérés à l'état neutre, parce que cela devait être ainsi, à raison de la concordance des quantités des acides et des bases; mais l'effet que produit sur cette eau l'acide carbonique qu'on y introduit par l'insufflation de l'air expiré des poumons, démontre au contraire que ces sels s'y trouvent avec excès de base ou à l'état de sous-sels. Cependant je ne crois pas que cette anomalie doive faire adopter l'opinion de ceux qui regardent la chaux comme existant à l'état libre dans les eaux minérales qui présentent ce phénomène. Il est plus convenable de supposer qu'une forte attraction des acides pour l'eau met cette base un peu à découvert, en donnant naissance à des sous-sels.

On observera aussi que le sulfate de chaux se trouve en grande quantité dans l'eau de Cambo; mais cette circonstance est commune à beaucoup d'autres eaux minérales, par exemple à l'eau sulfureuse d'Enghien près de Paris. Le célèbre Fourcroy, en faisant l'analyse de cette eau, avait observé que le sulfate de chaux qu'on trouve dans les eaux médicinales, y existe dans un grand état de division, à la faveur des autres sels plus solubles que lui; et que pour cette raison ces eaux ne fatiguent pas l'estomac, comme les eaux purement séléniteuses.

On a vu que l'eau de Cambo contient deux sortes de matières organiques : l'une de nature grasse ou résineuse, soluble dans l'éther sulfurique, dans l'alcohol, et insoluble dans l'eau; l'autre, au contraire, insoluble dans l'éther sulfurique, et soluble dans l'alcohol et dans l'eau : matière qui est bien différente de la première, et qui est analogue à celle qu'on avait désignée autrefois sous le nom d'extractif. Le moyen d'isoler ces diverses substances est de traiter le résidu de l'évaporation de l'eau minérale, comme je l'ai fait, d'abord par l'éther sulfurique, et ensuite par l'alcohol, en ayant le soin de convertir les hydrochlorates en sulfates insolubles dans ce dernier liquide.

J'ai observé que lorsque la silice se trouve en très petite quantité dans les eaux minérales, elle peut être enlevée par une partie des dissolvans dont on se sert pour traiter le résidu de l'évaporation de ces eaux, et qu'il arrive par conséquent qu'on ne la retrouve plus en dernier résultat. On est assuré de la recueillir en séparant le dépôt des sels insolubles qui se forme pendant l'évaporation de l'eau, ainsi qu'on le voit dans mon travail. Le résidu qu'on obtient ensuite, étant moins volumineux, exige une moindre quantité de dissolvant; et la silice s'en sépare d'autant mieux qu'on a eu recours à la calcination.

L'eau ferrugineuse de Cambo présente une particularité dont il est nécessaire de faire mention; c'est qu'en l'essayant par les réactifs dans son état naturel, elle n'éprouve aucun changement par l'hydrochlorate de baryte, même lorsqu'elle a été réduite par l'évaporation aux deux cinquièmes de son volume. Ce n'est que lorsque cette eau est très concentrée que l'hydrochlorate de baryte y décèle l'acide sulfurique. Cette indifférence chimique de l'eau de Cambo dans son état naturel, prouve combien il est important de concentrer fortement les eaux minérales lorsqu'on se borne à un simple examen par les réactifs.

On remarquera dans les résultats des expériences dont je viens de rendre compte, quelques substances de plus que dans mon précédent travail sur les mêmes eaux; mais j'observerai à cet égard que ces substances ont dû toujours exister dans les eaux de Cambo, et que je ne les ai retirées aujourd'hui qu'à la faveur des progrès de la science, qui ont perfectionné nos méthodes d'analyse. On peut donc conclure que les eaux minérales de Cambo n'ont éprouvé aucun changement.

CATALOGUE

DES PRINCIPALES PLANTES MÉDICINALES

QUI CROISSENT A CAMBO.

Comme j'ai pensé qu'on serait bien aise de connaître les principales plantes médicinales qu'on trouve à Cambo, j'en ai joint ici la liste.

Aspidier Fougère mâle, *Aspidium Filix mas* (Lin.).

Adiante Capillaire, *Adianthum Capillus Veneris* (Lin.).

Aigremoine Eupatoire, *Agrimonia Eupatoria* (Lin.).

Chironie Centaurelle, *Gentiana Centaurium* (Lin.), vulgairement Petite Centaurée.

Cardamine des prés, ou Cresson des prés, *Cardamine pratensis* (Lin.).

Ciguë commune, *Conium maculatum* (Lin.).

Cynoglosse officinale, *Cynoglossum officinale* (Lin.), vulgairement Langue de chien.

Digitale pourprée, *Digitalis purpurea* (Lin.), vulgairement Doigtier, Gant de Notre-Dame.

Doradille noire, *Asplenium Adianthum nigrum* (Lin.).

Datura Stramoine, *Datura Stramonium* (Lin.), vulgairement Pomme épineuse.

Eupatoire d'Avicenne, *Eupatorium Cinnabinum* (Lin.).

Epurge ou Catapuce, *Euphorbia Lathyris* (Lin.).

Inule Aulnée, *Inula Helenium* (Lin.), vulgairement Aunée, Enula-Campana.

Jusquiame noire, *Hyosciamus niger* (Lin.), vulgairement Hannebane.

Ményanthe trifoliée, *Menyanthes trifoliata* (Lin.), vulgairement Trèfle-d'eau.

Molène, *Verbascum Thapsus* (Lin.), Bonhomme, Bouillon-blanc.

Morelle noire, *Solanum nigrum* (Lin.), vulgairement Morelle commune.

Morelle Douce–amère, *Solanum Dulcamara* (Lin.), vulgairement Vigne-Vierge.

Polygala amer, *Polygala amara* (Lin.).

Saponaire officinale, *Saponaria officinalis* (Lin.), vulgairement Savonaire, Herbe à Foulon.

Véronique Bécabunga, *Véronica Becabunga* (Lin.), vulgairement Véronique cressonnée.

Verâtre noir, *Veratrum nigrum* (Lin.), vulgairement Hellébore noir.

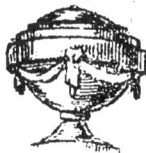

NOTICE MÉDICALE

SUR

LES EAUX MINÉRALES DE CAMBO,

PAR M.ʳ LE DOCTEUR DUCASSE,

MÉDECIN EN CHEF DE L'HÔPITAL MILITAIRE
DE BAYONNE.

Nous croyons inutile, à l'occasion d'une simple notice qui nous a été demandée sur les propriétés des eaux de Cambo, de nous livrer à des considérations étendues sur les eaux minérales et sur les ressources que la thérapeutique obtient journellement de leur emploi. Toutefois, malgré les lacunes qui existent encore sur quelques points de leur théorie médicinale, nous pensons qu'il n'est pas indifférent de rappeler que l'énergie bien connue de leur action sur l'économie animale, devrait déterminer le médecin à n'en prescrire l'usage qu'après s'être bien assuré de la nature et du degré de la maladie qui en exige l'emploi : car rien n'est indifférent dans la thérapeutique des

7

eaux minérales ; quand elles ne soulagent pas,
elles produisent presque toujours un mal.

Il est une autre circonstance à laquelle on
n'attache pas, ce nous semble, assez d'importance, alors surtout qu'il s'agit de phlegma-
sies chroniques de l'organe pulmonaire ; c'est
le plus ou moins d'élévation au dessus du niveau de la mer, du lieu où se trouve placé
l'établissement thermal. Il est par exemple
bien évident que, si l'établissement se trouvait.
placé à quatre ou cinq cents toises au dessus
de ce niveau, il ne serait pas indifférent que
tel malade à qui néanmoins les eaux pour-
raient d'ailleurs convenir, allât ou n'allât pas
les prendre sur les lieux où elles sourdent.
Autant les personnes dont la maladie tiendrait
à une altération du système lymphatique pour-
raient se bien trouver d'y établir leur rési-
dence pendant une partie de l'année, autant
il serait à craindre de voir s'aggraver l'état de
celles qui, ayant la poitrine délicate et le pou-
mon déjà malade, iraient respirer l'air de ces
hautes régions, par conséquent exposer à l'action continue d'un agent trop actif, un organe
plus ou moins délabré.

Il nous paraît ensuite indispensable que le
malade note et recueille avec soin les effets
que produisent les eaux les premiers jours

qu'il en fait usage ; si par exemple quelques-
unes de ses fonctions en sont troublées, les
excrétions augmentées ou diminuées, &c. &c.
Mais des détails de ce genre n'étant point dans
les vues de cette notice, nous revenons à ce
qui lui est particulier.

Au nombre des avantages que le public re-
tire depuis un temps immémorial de l'usage
des eaux de Cambo, l'on ne doit pas omettre
de comprendre celui de sa position pittores-
que et salubre (*).

Aujourd'hui ce dernier avantage va se trouver accru, puisque l'établissement, par des
plantations variées et bien entendues, va s'em-
bellir de ce que l'industrie peut ajouter d'u-
tile et d'agréable dans des lieux où la nature
a déjà tant fait pour le contemplateur et pour
le malade.

(*) Cambo étant à environ vingt-cinq toises au dessus
du niveau de la mer, on la découvre en plein des petites
hauteurs qui environnent l'établissement thermal. De quelques-unes de ces hauteurs, qui sont d'ordinaire un but de
promenade, on peut suivre d'une manière très distincte,
à l'aide d'une lunette, les divers mouvemens des navires
qui viennent du nord ou du midi attaquer l'embouchure
de l'Adour pour aborder à Bayonne. Cette circonstance,
qui n'est pas sans attrait pour les personnes même qui
résident dans des villes maritimes, intéresse surtout vive-
ment celles à qui le spectacle de la mer est peu familier.

On doit regretter que les médecins qui
depuis des siècles prescrivent dans nombre
de maladies l'usage de ces eaux, n'aient pas
recueilli les faits qui constatent leur efficaci-
té (*). Toutefois ce qu'ils ont négligé de con-
signer et de publier n'en est pas moins de-
meuré une vérité de tradition; et cette vérité,
que les familles du département et d'une portion de l'Espagne se transmettent comme un
héritage, amène toutes les années à Cambo
une foule de malades qui viennent y déposer
leurs infirmités.

Nous n'avons pas connaissance que personne avant Raulin et Bordeu ait rien écrit de
relatif aux sources de Cambo. Ces médecins
célèbres, dans les observations qu'ils ont lais-
sées sur les propriétés des eaux minérales des
Pyrénées, mentionnent favorablement celles
de Cambo. Mais le peu de renseignemens qu'ils

(*) Cette remarque ne saurait aujourd'hui s'appliquer à
notre collègue le docteur Camino, médecin de l'établissement. Les observations pleines d'intérêt qu'il a recueillies dans ces derniers temps, et que l'on a imprimées à
la suite de cette notice, justifient complètement ce que
notre expérience nous avait déjà déterminé à en publier.
Il convient, dans l'intérêt des malades et au succès de
l'établissement, que l'exemple donné par notre collègue
soit imité par les médecins qui prescrivent l'usage des
bains et des eaux minérales de Cambo.

avaient été à même de recueillir à leur égard, ne leur permirent de les indiquer que comme possédant en partie les propriétés de celles des autres sources des Pyrénées.

M. Laborde, doyen des médecins militaires, s'en occupa aussi il y a une quarantaine d'années. Les moyens d'analyse, imparfaits à l'époque où ces médecins en firent usage, ne purent leur donner des résultats rigoureusement exacts sous le rapport des principes constituans de ces eaux.

De nos jours, et assez récemment, plusieurs chimistes se sont occupés aussi de ces eaux, et les ont soumises à de nouvelles expériences.

Les eaux sulfureuses de Cambo diffèrent peu sous le rapport des propriétés médicinales de celles des autres établissemens renommés des Hautes et Basses-Pyrénées ; mais la source de Cambo n'étant pas thermale (*), l'application

---

(*) De 17 à 18 degrés (Réaumur). Les sources ne sont considérées comme thermales [*] que lorsque leur température dépasse 20 degrés (même échelle). *Dictionnaire des sciences médicales*, tom. 2, pag. 13.

[*] Il ne paraît pas qu'on soit d'accord sur la classification des eaux minérales, relativement à leur température. Quelques auteurs, tels que M.r Alibert, dans sa thérapeutique, classent parmi les eaux sulfureuses thermales celles qui marquent 22 degrés au thermomètre centigrade ; d'autres ne les comprennent dans cette classe qu'à partir de 25 degrés du même thermomètre ; de sorte que l'eau sulfureuse de Cambo, donnant de 22 à 23 degrés centigrades, peut être regardée par les uns comme thermale ou chaude, et comme froide par les autres. Il est cependant positif que sa température s'éloigne beaucoup de celle des eaux réellement froides, puisque ces dernières ne donnent que 15 à 16 degrés au thermomètre centigrade.

de ces eaux à l'économie animale doit être modifiée d'après cette circonstance quant à leur usage à l'extérieur en douches ou en bains. Du reste on s'est assuré par des expériences positives qu'elles pouvaient être élevées à une température convenable à cet usage, et conserver à un degré très prononcé les propriétés qui les rendent efficaces en pareil cas.

Ainsi, outre tous les avantages qu'offrent aux malades les eaux de Cauterets, Barèges, Saint-Sauveur, &c. &c., Cambo possédant une source d'eau ferrugineuse, fournit de plus à la médecine cette nouvelle ressource, par conséquent des moyens plus variés de traitement, et dans certains cas l'occasion de combiner ces divers moyens de manière à lui faire obtenir des résultats inespérés, soit en prescrivant chacune de ces eaux séparément, soit en les fesant prendre à la fois à la même personne, ainsi que bien des malades, par une sorte d'instinct, se le permettent quelquefois avec succès. Toutefois, nous ne saurions le taire, ces succès seraient bien plus fréquens et mieux assurés, si les malades laissaient toujours au discernement et à l'expérience du médecin le soin de les diriger dans la conduite qu'ils ont à tenir pendant leur séjour aux eaux.

Depuis long-temps les besoins du public appelaient l'attention de la haute administration sur les' eaux minérales de Cambo. Les améliorations ordonnées vont enfin nous faire jouir d'un établissement qui n'aura rien à envier à ceux que l'expérience des siècles a rendus célèbres dans le même département.

Nous sommes fondés ensuite à espérer que la circonstance assez rare qui fait jaillir ici à côté l'une de l'autre deux sources d'une nature aussi différente, sera prise en considération par les médecins que leur position met à même d'être consultés par des malades dont l'état exige l'usage des bains et des eaux minérales.

Nos relations avec plusieurs de nos collègues du département, et les remarques que notre propre expérience nous a mis à portée de faire depuis bien des années sur les propriétés médicinales des eaux de Cambo, nous ont prouvé qu'elles étaient généralement avantageuses dans la plupart des maladies occasionnées par une déviation du sang hémorrhoïdal; dans la phthisie catarrhale commençante; dans la chlorose, en prenant toutefois dans ce cas, comme dans tous les autres, les précautions indiquées par l'art; dans les embarras ou engorgemens chroniques des viscères abdominaux; dans les convalescences lon-

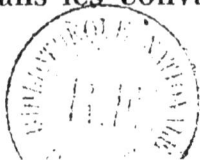

gues et difficiles, qui tiennent soit à ces embarras, soit à la dépravation et à la faiblesse
de partie ou de la totalité de l'appareil digestif; dans les affections chroniques des voies
urinaires; dans les fièvres intermittentes rebelles, dont la marche a été contrariée, et le caractère primitif dénaturé, par un traitement in-
tempestif ou par toute autre cause.

Jusqu'à présent l'application de ces eaux,
faute d'emplacemens convenables, n'avait guè-
re été dirigée que contre les maladies inter-
nes. Aujourd'hui que des locaux vastes et
commodes ont été disposés pour recevoir un
nombre suffisant de baignoires, les malades
atteints d'affections cutanées rebelles, de rhu-
matismes chroniques, de menaces ou com-
mencemens d'ankiloses, &c.; trouveront également à Cambo, à trois petites lieues de Bayonne, sur les bords enchanteurs d'une rivière
qui fertilise les plus riantes campagnes, une
guérison d'autant mieux appréciée que l'aspect des lieux se joignant au bienfait obtenu
des eaux, ajoutera au plaisir que donne le
sentiment du retour à la santé. (*Inséré au Mé-*
morial Béarnais en 1820).

APPENDICE.

Il ne faut pas avoir visité deux fois un établissement thermal dans la saison où les malades y affluent, pour s'apercevoir de l'embarras et de l'inquiétude d'une foule d'entre eux sur les précautions à prendre et la conduite à tenir avant et pendant qu'ils font usage des eaux. Le médecin n'est pas et ne peut pas être toujours là pour prévenir ou pour dissiper ces inquiétudes. C'est afin d'y suppléer, autant qu'il est possible, que nous avons jugé convenable de rédiger succinctement la petite instruction qui suit.

Nous la ferons toutefois précéder d'une remarque qui se rapporte d'une manière toute spéciale aux sources de Cambo.

Bien des personnes ont paru surprises du silence gardé à leur égard par les journaux de médecine, où ces sortes d'établissemens sont ordinairement prônés.

Nous considérons comme l'une des principales causes qui ont mis jusqu'à ce jour obstacle à ce que les sources de Cambo aient été fréquentées d'une manière aussi générale qu'elles le méritent, la tradition née de l'usage qui porte tous les étés une grande partie de

la population de Bayonne à Biarritz (*). Le
désir de prolonger les plaisirs qu'offre pour
l'ordinaire toute contrée où de nombreuses
réunions ont lieu à de certaines époques de
l'année, a seul donné naissance à cette tradition erronée, *que les eaux de Cambo n'é-
taient bonnes à prendre que pendant l'automne.*

Aussi cet établissement n'a-t-il été beaucoup
fréquenté jusqu'à présent au printemps et en
été, que par des personnes étrangères à Bayonne, que les bienfaits d'une salutaire expérience y appellent aux époques où les malades se rendent aux autres établissemens des
Pyrénées. La position de Cambo est pourtant
tellement favorable, même sous les rapports
météorologiques, qu'il est peu de jours dans
l'année où des malades à qui les eaux seraient
indispensables, n'en pussent faire usage d'une
manière fructueuse sur les lieux mêmes.

Nous avons, pour ce qui nous regarde, saisi
toutes les occasions qui se sont offertes d'ap-
peler sur Cambo l'intérêt que doivent lui mé-
riter l'importance de son établissement, la va-
riété de ses sites pittoresques, et le retour ha-

(*) Joli petit village sur le littoral, à une lieue S. O.
de Bayonne, où la foule est dans l'usage de se porter tous
les étés pour y prendre des bains de mer.

bituellement précoce d'une température douce
dont certains hivers ne privent même pas to-
talement ces contrées.

On peut diviser en deux classes les personnes qui se rendent aux établissemens d'eaux
minérales.·

La première classe se compose des personnes qui sont réellement malades, et pour les-
quelles l'usage des eaux est l'un des principaux
moyens de traitement. Dans ce cas, le médecin qui en a conseillé l'usage fournit ordinairement au malade une instruction sur le régime
et la conduite qu'il doit observer. Toutefois,
comme il peut survenir des accidens qui n'a-
vaient pas été prévus, on a recours dans ce
cas au médecin attaché à l'établissement.

Parmi les personnes qui composent la seconde classe, il s'en trouve par fois d'atteintes
de légères indispositions; mais le plus grand
nombre est là pour se distraire, ou pour user
des eaux comme d'un moyen préservatif : et
l'on doit convenir que dans ce cas l'effet ré-
pondrait assez constamment aux vues de cette
dernière classe de personnes, si le régime
qu'elles s'imposent n'était par fois en désac-
cord avec la pondération que l'usage bien en-
tendu des eaux minérales tend à rétablir et à
maintenir entre les fonctions de l'économie.

Pour que les eaux minérales puissent en effet produire et continuer d'une manière durable leur action bienfesante, il convient de ne pas condamner l'estomac à un travail trop considérable pendant que l'on en fait usage. On est par fois assez porté à transgresser cette règle d'hygiène, peut-être parce que, grâce au bienfait obtenu des eaux, les effets de cette transgression se font rarement sentir d'une manière prompte et surtout très fâcheuse. Mais si l'on ne perdait pas de vue que c'est dans l'espérance de corroborer sa santé pour toute une année que l'on en vient ordinairement puiser les moyens aux sources minérales, il est à croire que l'on sentirait davantage la nécessité d'être sobre, et que l'on ne tarderait pas à s'applaudir de l'avoir été.

Dans tous les cas, que ce soit pour cause de maladie, ou comme d'un moyen préservatif, que l'on fasse usage des eaux, toujours est-il convenable de commencer par une quantité modérée. Ce n'est que graduellement que la dose en doit être augmentée, et, comme la remarque en a déjà été faite, en observant avec soin si quelque fonction en est troublée. Dans ce dernier cas, l'usage en devrait être suspendu, sauf à y revenir plus tard ; car il est arrivé souvent qu'en insistant, avec la prudence et les précautions commandées par l'art, des malades, découragés d'abord par l'effet des premiers essais, avaient fini par se féliciter de leur persévérance. Cependant si, après quelques jours d'intervalle, de nouveaux essais continuaient de fatiguer le malade, il serait prudent de les suspendre tout-à-fait, et de recourir à des moyens d'un autre ordre.

Il est assez généralement admis que les personnes qui se rendent aux eaux doivent débuter par rendre purgatives, à l'aide de quelques sels neutres, les premières doses dont elles font usage. Il est sans doute des cas où cette précaution peut être d'un heureux effet; cependant comme ce moyen peut, dans bien des cas, se trouver contre-indiqué, la prudence commande de ne pas s'y livrer d'une manière trop générale : il convient de ne prendre une détermination à cet égard que sur l'avis du médecin.

On est ensuite fréquemment consulté sur le plus ou moins de temps que l'on doit laisser s'écouler entre la prise de chaque verre d'eau minérale; et pourtant on ne saurait établir de règle générale à cet égard, attendu non seulement la diversité des tempéramens, mais encore à cause de la disposition journalière des malades, qui peuvent rendre nécessaire

d'un instant à l'autre une modification, et dans
la quantité, et dans l'intervalle à observer entre chaque prise d'eau.

Le malade, pour peu qu'il s'observe, pourrait presque toujours en pareil cas trouver en
lui-même le moyen de se guider d'une manière convenable. En général, il ne doit jamais prendre un verre d'eau minérale qu'il ne
sente son estomac entièrement libre et dégagé
du verre qui a précédé. Un signe évident que
l'eau minérale passe bien, c'est lorsque l'estomac *ne dit rien*, et qu'il n'y a point d'éructa-
tions ou renvois qui rappellent le goût de l'eau
minérale.

Indépendamment des circonstances dans les-
quelles le médecin aura conseillé de faire usage de l'eau minérale mêlée avec une portion
déterminée de lait, il conviendra d'avoir recours à ce moyen toutes les fois que le ventre sera trop resserré, et que la constipation
serait le résultat de l'usage des eaux. La source
ferrugineuse expose plus particulièrement à
ressentir cet effet les personnes qui ont recours à elle. Du reste, que la constipation
soit occasionnée par l'eau de l'une ou de l'autre source, on peut en général se promettre
d'obtenir le rétablissement naturel de cette
fonction, en ajoutant à chaque verre d'eau

minérale un cinquième environ de lait. On
évite par ce moyen la nécessité de recourir
aux purgatifs salins, dont l'usage trop fréquent
pourrait déterminer sur le tube digestif une
irritation qui non seulement atténuerait l'effet
salutaire des eaux, mais pourrait en outre, si
l'abus était porté trop loin, donner naissance
à de nouvelles maladies. Aussitôt que le mélange du lait avec l'eau minérale aura rétabli
la liberté du ventre, il est superflu d'insister
sur ce moyen, sauf à y avoir de nouveau recours si la constipation se renouvelait.

Si pendant l'usage des eaux il se manifes-
tait, au contraire, un flux de ventre avec douleurs d'entrailles, il faudrait de suite s'arrêter,
substituer à l'eau minérale une décoction légère d'orge gommée, et s'administrer des demi-
lavemens émolliens, à plusieurs reprises dans
la journée, en attendant l'avis du médecin sur
la modification à apporter au traitement d'a-
près l'accident survenu.

Il semble superflu de rappeler l'utilité d'un
léger exercice pendant l'usage des eaux : tout
le monde en sent la nécessité. Cependant c'est
encore là un de ces moyens que l'on ne saurait prescrire d'une manière générale et abso-
lue, car (dût notre observation reporter la
pensée sur un trait éminemment comique)

il n'est pas indifférent, dans certains cas, de
se promener vîte ou lentement, peu ou long-
temps. Quand les eaux passent difficilement,
la promenade doit être lente et prolongée : ce
n'est qu'à mesure que l'estomac s'accommode
mieux des eaux, qu'il convient de donner plus
d'extension et même d'activité à ses promenades. Quelque minutieux que ces conseils puissent paraître, ils n'en méritent pas moins de
fixer l'attention. Nous avons vu chez plusieurs
personnes des vomissemens et des douleurs
horribles d'estomac et d'entrailles, occasionnés par des promenades précipitées et long-
temps prolongées, entreprises dans l'espérance
de faire *passer plus vîte* les cinq verres d'eau
minérale dont l'estomac se trouvait fatigué. Il
est vrai que l'on aurait bien certainement évité
cet accident si, comme on vient de le faire
remarquer, on avait eu l'attention de ne prendre un deuxième verre d'eau, qu'après avoir
senti son estomac libre et dégagé du premier.

Il faut en tout de l'opportunité, en médecine particulièrement : ici la meilleure chose
en soi, prise à contre-temps, peut entraîner
les plus graves désordres.

OBSERVATIONS

RECUEILLIES

PAR M.ʳ LE DOCTEUR CAMINO,

MÉDECIN INSPECTEUR
DES EAUX MINÉRALES DE CAMBO.

~~~~~~~~~~~~~~~~

PREMIÈRE OBSERVATION.

P. C.ᵗᵗᵗ, âgé de quarante-cinq ans, d'un tempérament sanguin, sujet à des attaques de
goutte depuis l'âge de trente-trois ans, fut tourmenté de la crampe aux jambes à la suite d'un
violent accès de cette cruelle maladie.

Après quelques jours il s'aperçut d'une du-
reté de la grosseur d'une petite noisette fixée
aux deux tiers supérieurs du muscle soléaire
de la jambe droite. Quand il marchait, il y
sentait une légère douleur; et comme son état
exigeait un exercice journalier, il crut obtenir un soulagement en comprimant cette partie. La compression qu'il y exerça arrêta le
sang veineux, tandis que le sang artériel, plus
profondément situé, continuait d'y affluer.

8

Il en survint une inflammation, et à la suite un ulcère atonique d'une vaste étendue, qui occupait une grande partie de la jambe, dont il corroda la peau. Les bords de l'ulcère étaient indurés et lardacés.

Dans le traitement curatif le repos et la position horizontale ne furent point oubliés; mais on ne put obtenir une cicatrisation solide. Si par fois elle commençait sur certains points, elle ne tardait pas à se rouvrir avec facilité. Voyant qu'il n'éprouvait aucun soulagement par le traitement mis en usage, il se décida à partir pour Barèges, où il fit usage des bains généraux et locaux. Ces bains produisirent une amélioration sensible. Il y revint en 1820 et 1821, pour prendre des douches; mais de fréquentes suffocations et des vertiges qu'il éprouvait par suite de leur usage, le forcèrent à les suspendre.

Au commencement d'avril 1822, il lui survint un nouvel ulcère assez étendu à la même jambe, à la naissance du tendon d'Achille, par suite de la compression qui avait été exercée sur tout le membre.

Après avoir dissipé les accidens inflammatoires qui se présentaient, on s'aperçut que les bourgeons celluloso-vasculaires qui se développaient étaient pâles et mous : en consé-

quence on employa des excitans ; mais tout
fut inutile, l'ulcère resta stationnaire.

Le malade se détermina à aller à Cambo,
où il arriva le 23 juin 1822, pour y faire usage
des eaux sulfureuses en boisson, en bains et
en douches, bien déterminé à revenir à Barèges, s'il n'obtenait à Cambo la cure sur laquelle il comptait.

Après y avoir pris quatre-vingt-dix douches,
autant de bains, et bu cent-vingt litres d'eau,
il eut la satisfaction d'obtenir une cicatrisation
solide ; et peu de jours après il put marcher
facilement en serrant sa jambe avec un bas de
toile.

Depuis cette époque il lui est arrivé souvent
de faire deux ou trois lieues à pied dans la
même journée, sans avoir éprouvé la moindre
incommodité. Il y a quatre ans et huit mois
que cette cure a eu lieu, et nous voyons chaque jour l'individu qui fait le sujet de cette
observation marcher d'un pas ferme et assuré.

DEUXIÈME OBSERVATION.

Une dame espagnole, veuve d'un officier général de cette nation, âgée de trente-cinq ans,
d'un tempérament sanguin, et ayant le système nerveux très sensible, fut atteinte, à la
suite des chagrins que lui causa la perte de

son mari, d'une dartre squammeuse qui jetait continuellement une matière ichoreuse d'une odeur désagréable. Cette dartre occupait presque l'universalité de son corps : il y avait dix-huit mois qu'elle en était affectée quand elle arriva à Cambo. Elle avait déjà subi sans succès divers traitemens conseillés par des praticiens recommandables.

Après une saignée préalable, elle fit usage de l'eau sulfureuse en boisson et en bains pendant cinquante jours. En même temps elle prenait deux verres de petit lait par jour ; elle suivait un régime approprié à son état. Vers le dix-septième jour on s'aperçut que la peau était moins rouge; et, vers le quarantième jour de son traitement, elle était nette de manière à ne laisser voir aucune trace de la maladie qui avait obligé cette dame à venir aux eaux de Cambo.

TROISIÈME OBSERVATION.

Un jeune homme de vingt-quatre ans, d'un tempérament sanguin, et issu de parens phtisiques, atteint d'une toux qui par fois devenait quinteuse, surtout pendant la nuit, arriva à Cambo pendant le printemps de 1822, pour y prendre les eaux sulfureuses.

Nous lui représentâmes que ces eaux, non

plus que celles d'aucune autre source sulfureuse, ne pouvaient convenir à son état; et que, bien loin de calmer sa toux, elles ne serviraient qu'à l'augmenter. On se borna à lui conseiller l'usage du lait d'ânesse, accompagné d'un traitement antiphlogistique.

Nos conseils furent inutiles, il voulut prendre les eaux sulfureuses, à la dose de cinq et six verres par jour. Cinq jours après il parut un crachement de sang très abondant. Ce malheureux jeune homme se retira peu de jours après dans le sein de sa famille, où il succomba deux mois après à une phtisie aiguë.

Nous pourrions rapporter plusieurs autres exemples qui prouveraient que, dans le cas où il y a surabondance de vie dans les organes, les eaux sulfureuses doivent être proscrites : elles ne feraient que hâter le développement de la maladie.

QUATRIÈME OBSERVATION.

Mlle O.***, âgée de dix-huit ans, d'un tempérament lymphatique, était tourmentée depuis son enfance d'une dartre pustuleuse qui occupait la lèvre supérieure pendant une partie de l'année; et si elle disparaissait pendant l'hiver, c'était pour reparaître avec une nouvelle force le printemps suivant.

Fatiguée des moyens pharmaceutiques dont elle avait inutilement fait usage pendant plusieurs années, elle se décida, sur mon avis, à aller à Cambo vers le commencement de juillet 1823. Des bains à 26 degrés, et l'eau sulfureuse en boisson, lui furent administrés pendant quarante jours consécutifs. Elle se retira n'ayant sur les lèvres aucune marque de la maladie qui avait nécessité son voyage à Cambo.

Cette jeune personne y revint en 1824. Elle s'y soigna comme l'année précédente. La maladie pour laquelle elle s'y était rendue n'a plus reparu.

CINQUIÈME OBSERVATION.

Mme B.***, espagnole, âgée de vingt-neuf ans, d'une complexion faible, ayant le système nerveux très sensible, se trouvait, à la suite d'un accouchement laborieux, attaquée de leucorrhée. Elle avait consulté sans succès divers médecins, soit en Espagne, soit en France : elle se trouvait réduite à un tel état de faiblesse et de maigreur, qu'elle avait de la peine à marcher. Elle avait entièrement perdu son appétit, toute sa nourriture consistait dans une once de chocolat qu'elle prenait trois fois par jour.

A la fin d'août 1820, elle fut mise à l'usage

de quatre onces d'eau ferrugineuse, coupée avec un tiers de lait. Elle en augmenta la dose par degrés, de manière à en prendre deux livres le matin à jeun. Dans ses repas elle en fesait sa boisson ordinaire, coupée avec du vin rouge.

Après vingt jours d'usage de cette eau, et des demi-bains sulfureux à 25 degrés, son appétit commença à revenir, ses forces augmentèrent sensiblement, la perte diminua; et deux mois après elle quitta Cambo, parfaitement rétablie.

SIXIÈME OBSERVATION.

Mlle J.***, de Bayonne, âgée de dix-sept ans, d'un tempérament lymphatique, était retenue chez elle, depuis quinze mois, par une douleur qui s'était portée aux deux tiers inférieurs du tibia droit. Il s'y forma un dépôt, dont on fit l'ouverture peu de temps après.

L'examen de la partie nous présenta un ulcère dont les bords étaient douloureux. On y fit une application de quinze sangsues, qui fut réitérée deux fois : on applica de plus, pendant dix jours, des cataplasmes émolliens.

Elle prit trente-deux bains généraux, plusieurs bains locaux, et trente-trois douches. A la treizième douche, il se détacha du tibia deux fragmens osseux. A la vingt-cinquième, il s'en détacha trois autres fragmens, et à la trentième l'ulcère fut entièrement cicatrisé. Depuis cette époque, cette demoiselle jouit d'une bonne santé, et elle ne s'est jamais plainte de douleurs dans cette partie.

SEPTIÈME OBSERVATION.

Il y a quelques années qu'un jeune homme de la commune d'Aïnhoa, âgé de seize ans, atteint d'un ulcère scrophuleux à l'articulation tibio-tarsienne, fit usage de l'eau sulfureuse en boisson et en bains, pendant deux années consécutives. Il en résulta la sortie de quelques fragmens osseux; et la cicatrisation de l'ulcère eut lieu immédiatement après.

Nous y avons également donné nos soins, à peu près à la même époque, à un jeune homme de Larressore, de l'âge de douze ans. Il était attaqué aussi d'un vice scrophuleux, qui avait ulcéré les glandes du cou et celles des aines. Il a fait usage pendant trois années des eaux de Cambo, et il y a trouvé sa guérison.

HUITIÈME OBSERVATION.

M.ʳ M.***, âgé de trente-cinq ans, d'un tempérament bilieux, fatigué depuis deux ans d'une fièvre quarte dont il fut atteint dans le département de la Loire-Inférieure, se rendit à Cambo en mai 1822.

Après quelques jours d'usage de la source sulfureuse à la dose de quatre verres par jour, il éprouva un violent accès de fièvre, qui dura pendant trente-six heures. Depuis ce moment il ne ressentit plus de fièvre : il reprit son embonpoint ordinaire, et se retira parfaitement rétabli, après un séjour de six semaines (*).

NEUVIÈME OBSERVATION.

Mlle A.***, de Bayonne, âgée de seize ans, d'une constitution faible et nerveuse, fut ré-

(*) L'insalubrité des eaux dans quelques-unes des parties les plus basses du département des Landes, expose ses habitans à des fièvres endémiques sous différens types, dont le caractère est quelquefois très grave, et la terminaison promptement fatale. D'autres fois ces fièvres sont d'une persistance désespérante. Il n'est pas rare de voir des familles entières, sous l'influence de cette cause et d'autres plus ou moins délétères, épuiser vainement pendant plusieurs années toutes les ressources de l'art.

C'est dans ce dernier cas surtout que l'usage des eaux de Cambo produit d'admirables résultats. Il est vrai que dans des circonstances analogues, on a été souvent redevable des bienfaits obtenus à la transition seule qu'amène le déplacement.   D.....

glée à l'âge de quatorze ans. Depuis cette époque, il y eut chez elle suspension complète du flux menstruel.

A l'époque où elle arriva à Cambo, elle était pâle, décolorée; elle avait un engourdissement dans tous les membres, bouffissure de la face, mal de tête, œdématie, &c. Le lendemain de son arrivée, elle commença à boire de la source ferrugineuse, à la dose d'un petit verre, coupée avec une partie égale d'eau d'orge. On augmenta graduellement la dose d'eau jusqu'à quatre verres. Au douzième jour on supprima entièrement l'eau d'orge.

Ce traitement, continué pendant deux mois, et des demi-bains pris au nombre de quarante-cinq, rappelèrent le flux périodique; et la pâleur de la figure fut remplacée par un teint vermeil.

DIXIÈME OBSERVATION.

M. P.***, âgé de cinquante-huit ans, bien constitué, était sujet depuis long-temps à un rhume de poitrine. Il en était fatigué particulièrement pendant les saisons du printemps et de l'automne. L'usage de l'eau sulfureuse pendant cinquante jours améliora son état d'une manière très sensible; et ce même moyen, continué l'année suivante, le rendit à la santé.

Peu de temps après (1816) un autre individu, âgé de soixante ans, d'un tempérament ca-
cochyme, tourmenté depuis deux ans et demi
d'un rhume catharral, qui avait dégénéré en
une phtisie muqueuse, prit pendant deux saisons consécutives, de l'eau sulfureuse coupée
avec du lait de vache. On lui fesait faire en
même temps un exercice modéré à pied et à
cheval. Un régime analeptique était observé.
Il en éprouva un soulagement marqué : depuis lors il a fréquenté ces eaux pendant quatre années, et toujours avec un nouveau succès.

ONZIÈME OBSERVATION.

Un homme fortement constitué, d'un tempérament bilieux, âgé de quarante-cinq ans,
et issu d'un père hémorrhoïdaire, éprouvait
depuis plusieurs années des anxiétés, des douleurs vagues qui se portaient tantôt aux reins,
tantôt à la tête. Il était triste, mélancolique,
souvent tourmenté de flatuosités, et continuellement constipé. Il avait déjà été soumis à divers traitemens, mais inutilement. Il fut mis à
l'usage de l'eau ferrugineuse, coupée avec un
quart de lait pour ne point aggraver la constipation habituelle. Il fesait également sa boisson ordinaire de la même eau, rougie avec

du vin de Bordeaux. On lui conseilla en même temps des demi-bains d'eau sulfureuse; mais n'ayant pu supporter l'odeur du gaz hydro-sulfurique, il fut obligé de les suspendre, et de les remplacer par ceux d'eau de fontaine.

Ce traitement, continué pendant quarante jours, détermina un flux hémorrhoïdal, qui depuis cette époque a continué à des intervalles plus ou moins éloignés.

Dès que l'écoulement parut, les douleurs cessèrent; la mélancolie consomptive fut remplacée par de la gaîté; l'appétit revint, et toutes les fonctions reprirent leur cours naturel.

DOUZIÈME OBSERVATION.

M.ʳ Del..., de Roquefort, département des Landes, fortement constitué, âgé de cinquante-cinq ans, fesait un usage habituel de liqueurs spiritueuses, et était sujet à un flux hémorrhoïdal, qui pendant long-temps avait paru une ou deux fois par mois régulièrement.

Depuis dix-huit mois il était sujet à des insomnies continuelles, accompagnées de douleurs violentes d'estomac, et à des vomissemens fréquens. Ses digestions étaient difficiles, et il ne pouvait prendre aucun aliment sans en être incommodé. Il avait les extrémités in-

férieures légèrement œdématiées. La couleur
de sa peau était jaune, sa figure bouffie ; et
le peu de sang qui paraissait de loin en loin
était d'un rouge pâle.

Il avait été traité, tantôt pour une gastrite
chronique, et tantôt pour un embarras au
pylore. Ennuyé de souffrir, et désirant trouver
un prompt soulagement, M.r Del... partit pour
Cambo de son propre mouvement. A son arrivée il commença à boire de l'eau sulfureuse
à très hautes doses. Au sixième jour il fut atteint d'une forte fièvre, qui prit le type tierce.
Au troisième accès, je fus appelé auprès du
malade.

Lorsque j'y arrivai il était au début de l'accès, qui s'annonçait par des frissons considé-
rables, des douleurs dans les membres, un
pouls fréquent et petit, vomissemens conti-
nuels, face décomposée. Il était dans un état
de stupeur, et ne fesait aucune réponse aux
questions qu'on lui adressait. Il y avait, en
outre, émission involontaire des urines. Cet
état dura près de deux heures : ensuite vint la
chaleur, et le pouls se développa ; mais l'état
soporeux se prolongea dans la nuit. J'annonçai
que la plus urgente indication à remplir était
d'arrêter la fièvre.

En conséquence je prescrivis le sulfate de

quinine (*) à fortes doses, à prendre aussitôt que l'accès cesserait. La fièvre cessa dans
la journée du lendemain, et l'on crut dès lors
le malade guéri; car on m'écrivit que, vu
l'état satisfesant du malade, au lieu de donner le spécifique, on s'était décidé à administrer un purgatif. Mais quel fut l'étonnement du
chirurgien et des parens quand ils virent arriver les mêmes accidens, accompagnés de suffocations! On n'eut alors plus de doute sur l'e-
xistence d'une fièvre pernicieuse. Je me ren-
dis auprès du malade; et, comme il ne restait que douze heures entre l'accès qui venait
de finir et celui qui devait arriver, je me dé-
cidai à lui donner du sulfate de quinine, en
plaçant la plus forte dose dans le temps le plus
éloigné de l'accès qu'on attendait; de manière
que quarante-un grains lui furent donnés dans
l'intervalle de douze heures (**). A l'heure à
laquelle la fièvre devait paraître, le malade ne

(*) On sera peut-être étonné de la quantité de sulfate
de quinine que j'ai employée pendant les premières douze
heures; mais je dois faire remarquer que chez un jeune
homme de Bayonne, âgé de treize ans, qui était atteint
d'une fièvre pernicieuse algide, je l'ai employé à la même
dose. En quatre jours et demi, je lui en fis prendre cent
cinq grains.   C.....

(**) Les malades peuvent se procurer à Cambo les mé-

sentit rien; mais, trois quarts d'heure plus tard, il éprouva un grand poids sur l'estomac, une forte suffocation, et des vomissemens; mais ces accidens ne durèrent pas plus de dix minutes.

Le malade continua pendant quelques jours l'usage de ce remède, à petites doses.

Depuis ce moment, tous les symptômes de la maladie pour laquelle M.ʳ Del... était venu à Cambo, cessèrent; et nous savons aujourd'hui qu'il continue à jouir d'une bonne santé (*).

dicamens qui leur sont nécessaires, dans la pharmacie que M.ʳ Fagalde vient d'y établir.

(*) Cette dernière observation offre particulièrement un vif intérêt. Elle nous suggérera quelques remarques qui pourront être profitables à des malades dont l'état aurait de l'analogie avec celui où se trouvait M.ʳ Del... lorsqu'il arriva à Cambo.

Un fait qu'il importe d'abord de faire ressortir, c'est que le sulfate de quinine a coupé net les accès d'une fièvre dont le caractère était fort grave; et l'on voit par là que notre confrère a sagement fait d'insister sur la nécessité d'employer sur le champ ce moyen, dont l'administration ne devrait jamais être ajournée dans le cas de fièvre intermittente avec un caractère pernicieux, de quelque nature que soit d'ailleurs l'affection concomitante qui pourrait exister.

Cette fièvre ensuite, survenue le sixième jour d'un usage immodéré d'eau sulfureuse, doit-elle être considérée com-

me une conséquence nécessaire de la maladie primitive ?
On verra tout à l'heure quelle est notre opinion à cet
égard.

Quant à la maladie primitive, elle nous paraît évidemment liée à une déviation du sang hémorrhoïdal, cause
plus fréquente qu'on n'est dans l'usage de le penser, de
bien des maladies qui frappent surtout le citadin, dont les
habitudes sédentaires et les goûts souvent peu modérés
pour la table, rendent la vie molle et les fonctions ani-
males engourdies.

Des médecins ont dès long-temps conseillé dans de certaines maladies dont la marche est lente et le caractère
indéterminé, de faire usage de moyens perturbateurs,
c'est-à-dire, de médicamens dont l'action soit tellement
vive et prompte, que la réaction des forces vitales ait
pour résultat de fixer le caractère morbide de l'organe
souffrant, et, au plus favorable, d'obtenir au moyen d'une
forte secousse la disparition de la cause qui met obstacle
à l'équilibre et à l'exercice naturel des fonctions.

Cette méthode, que les praticiens sages ont justement
réprouvée, a été comparée avec raison à ce que certains
joueurs, ennuyés du retour fréquent des mêmes chances,
appellent *jouer à quitte ou double.*

L'analogie nous ramène à la maladie de M.ᵣ Del...
Nous avons l'assurance que l'usage qu'a fait ce malade à
Cambo, *et de son propre mouvement*, d'une grande quantité
d'eau sulfureuse, pendant les cinq à six premiers jours de
son arrivée, a provoqué la réaction vive qui s'est mani-
festée par des accès de fièvre dont la violence a donné
des inquiétudes. Les eaux, dans ce cas, ont agi comme
moyen perturbateur ; et nous avons la confiance que la
fièvre aurait été prévenue, et que la maladie primitive
aurait cédé plus tard, sans exposer le malade au danger

qu'il a couru, s'il se fût conduit avec prudence dès les premiers jours de son arrivée.

Indépendamment des précautions qu'il lui était indispensable de prendre ˆavant de commencer l'usage des eaux, il aurait dû n'en boire d'abord qu'à de très-faibles doses, et, dans la position où il se trouvait, coupées avec quelque liquide médicamenteux, et, plus tard, mêlées avec une portion d'eau ferrugineuse.

En définitive, M.ʳ Del... a été guéri de sa longue et grave maladie. Toutefois le danger qu'il a couru par sa propre imprudence a dû être signalé ; et c'est afin de rendre cet exemple profitable à d'autres malades, que nous avons jugé convenable de donner les détails renfermés dans la présente note.

D......

FIN.

TABLE

DES MATIÈRES.

~~~~~~~~~~

Fin de la Table.

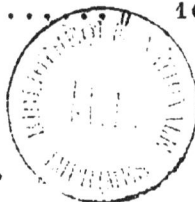

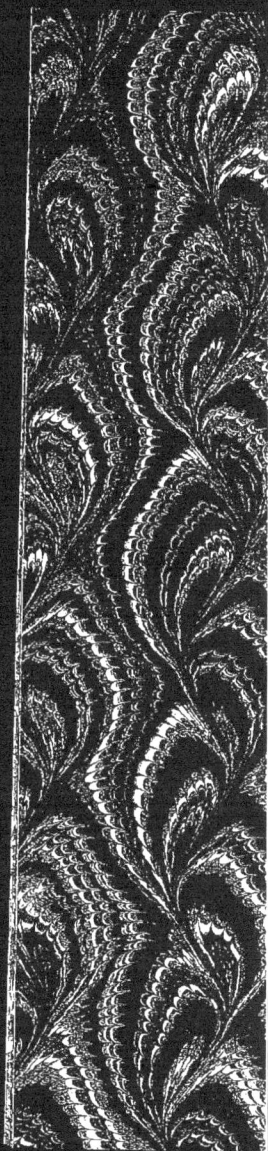

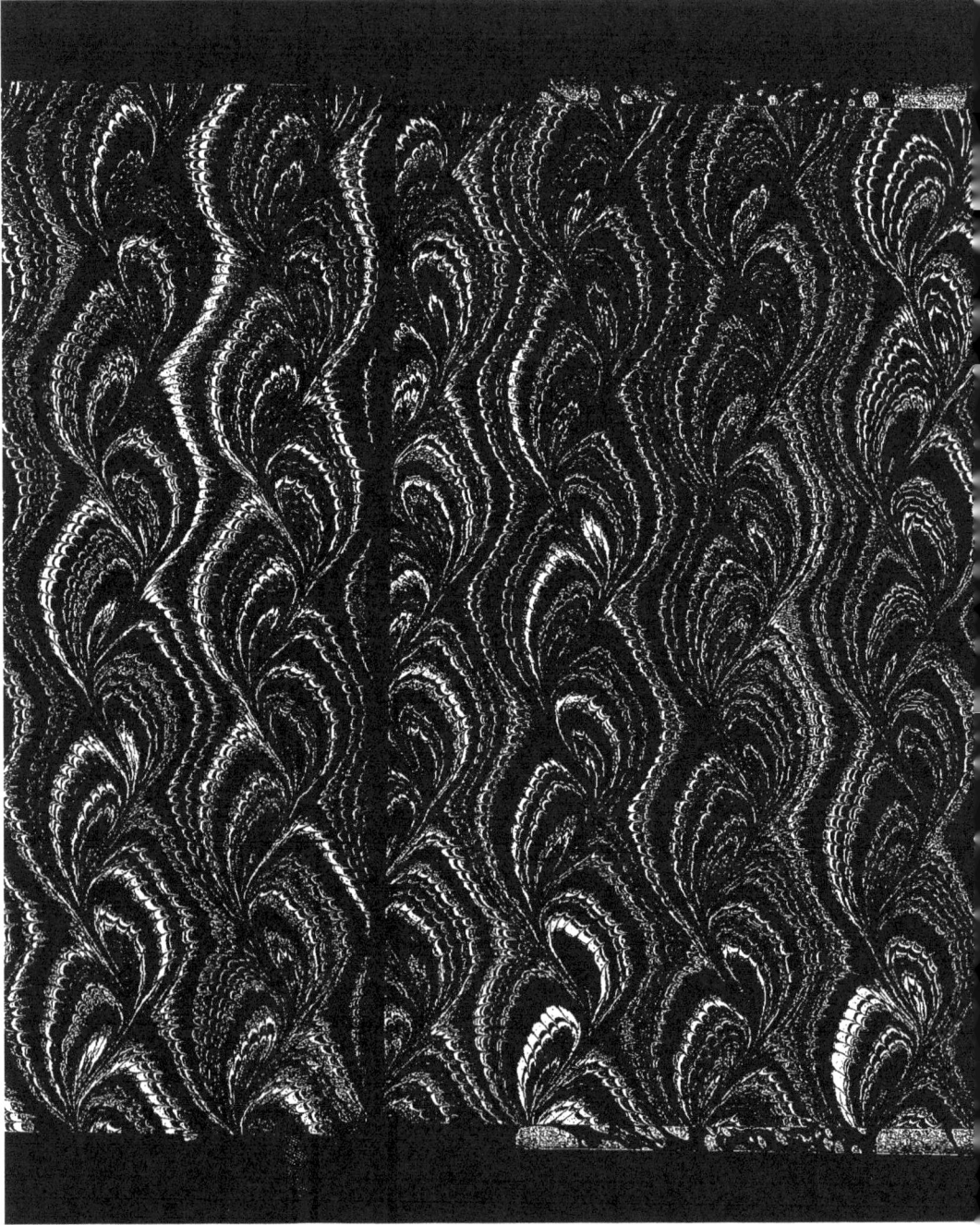

www.ingramcontent.com/pod-product-compliance
Lightning Source LLC
Chambersburg PA
CBHW071913200326
41519CB00016B/4601